Daniel Will

Genomische Analyse von DTCs bei Ösophaguskarzinompatienten

Daniel Will

Genomische Analyse von DTCs bei Ösophaguskarzinompatienten

Ident. einer progn. relevanten DTC-Subpopulation und Etabl. der aCGH zur hochaufgelösten genomischen Einzelzellanalyse

Südwestdeutscher Verlag für Hochschulschriften

Impressum/Imprint (nur für Deutschland/only for Germany)
Bibliografische Information der Deutschen Nationalbibliothek: Die Deutsche Nationalbibliothek verzeichnet diese Publikation in der Deutschen Nationalbibliografie; detaillierte bibliografische Daten sind im Internet über http://dnb.d-nb.de abrufbar.
Alle in diesem Buch genannten Marken und Produktnamen unterliegen warenzeichen-, marken- oder patentrechtlichem Schutz bzw. sind Warenzeichen oder eingetragene Warenzeichen der jeweiligen Inhaber. Die Wiedergabe von Marken, Produktnamen, Gebrauchsnamen, Handelsnamen, Warenbezeichnungen u.s.w. in diesem Werk berechtigt auch ohne besondere Kennzeichnung nicht zu der Annahme, dass solche Namen im Sinne der Warenzeichen- und Markenschutzgesetzgebung als frei zu betrachten wären und daher von jedermann benutzt werden dürften.

Verlag: Südwestdeutscher Verlag für Hochschulschriften GmbH & Co. KG
Heinrich-Böcking-Str. 6-8, 66121 Saarbrücken, Deutschland
Telefon +49 681 37 20 271-1, Telefax +49 681 37 20 271-0
Email: info@svh-verlag.de

Zugl.: Düsseldorf, HHU, Diss., 2011

Herstellung in Deutschland:
Schaltungsdienst Lange o.H.G., Berlin
Books on Demand GmbH, Norderstedt
Reha GmbH, Saarbrücken
Amazon Distribution GmbH, Leipzig
ISBN: 978-3-8381-1174-2

Imprint (only for USA, GB)
Bibliographic information published by the Deutsche Nationalbibliothek: The Deutsche Nationalbibliothek lists this publication in the Deutsche Nationalbibliografie; detailed bibliographic data are available in the Internet at http://dnb.d-nb.de.
Any brand names and product names mentioned in this book are subject to trademark, brand or patent protection and are trademarks or registered trademarks of their respective holders. The use of brand names, product names, common names, trade names, product descriptions etc. even without a particular marking in this works is in no way to be construed to mean that such names may be regarded as unrestricted in respect of trademark and brand protection legislation and could thus be used by anyone.

Publisher: Südwestdeutscher Verlag für Hochschulschriften GmbH & Co. KG
Heinrich-Böcking-Str. 6-8, 66121 Saarbrücken, Germany
Phone +49 681 37 20 271-1, Fax +49 681 37 20 271-0
Email: info@svh-verlag.de

Printed in the U.S.A.
Printed in the U.K. by (see last page)
ISBN: 978-3-8381-1174-2

Copyright © 2011 by the author and Südwestdeutscher Verlag für Hochschulschriften GmbH & Co. KG and licensors
All rights reserved. Saarbrücken 2011

Genomische Analyse disseminierter Tumorzellen (DTCs) bei Ösophaguskarzinompatienten
-
Identifizierung einer prognostisch relevanten DTC-Subpopulation und Etablierung der aCGH
zur hochaufgelösten genomischen Einzelzellanalyse von Chromosom 17

aus der Klinik für Allgemein-, Viszeral- und Kinderchirurgie
der Uniklinik der Heinrich-Heine-Universität Düsseldorf

Referent: Prof. Dr. Wolfram Trudo Knoefel
Koreferent: Prof. Dr. Lutz Schmitt

Danksagung

Mein Dank gilt Herrn Prof. Dr. Wolfram Trudo Knoefel für die Vertretung meiner Promotion an der Chemischen Fakultät der Universität Düsseldorf und für die Erstellung des Erstgutachtens dieser Arbeit.
Herrn Prof. Dr. Lutz Schmitt möchte ich danken, dass er sich als Zweitgutachter für diese Dissertation zur Verfügung gestellt hat.

Mein besonderer Dank für die Vergabe der Doktorarbeit gilt dem Laborleiter der Chirurgischen Forschung Herrn Prof. Dr. Nikolas Stoecklein des Universitätsklinikums Düsseldorf. Ich möchte mich bei ihm sowie bei Herrn Prof. Dr. Christoph Klein des Lehrstuhls für Experimentelle Medizin und Therapieverfahren der Universität Regensburg für die stetige hervorragende wissenschaftliche Betreuung bei der Durchführung der Arbeit herzlichst bedanken. Des Weiteren bedanke ich mich bei beiden für die Möglichkeit selbständig und eigenverantwortlich arbeiten zu dürfen sowie für die finanzielle Unterstützung meines Projektes.

Für das Spotten der Microarrays und wertvolle wissenschaftliche Hilfestellungen bedanke ich mich sehr bei Herrn Prof. Dr. Bier, Frau Dr. Ehrentreich und Michaela Schellhase vom Fraunhofer-Institut für Biomedizinische Technik in Potsdam.
Ich danke vielmals Herrn Dr. Thomas Ragg und seinem Masterstudenten Jonas Grote von der quantiom bioinformatics GmbH & Co KG aus Weingarten für die endgültige verbesserte bioinformatische Auswertung der Microarrays.

Für die großartige Unterstützung während meiner Zeit als Doktorand danke ich sehr herzlich Sarah Schumacher aus der AG Stoecklein. Ebenso möchte ich Imke Hoffmann und Swetlana Seidschner sowie den weiteren Mitarbeitern der AG Stoecklein danken.
Ich möchte mich für die anregenden wissenschaftlichen Diskussionen und Hilfestellungen während meiner Zeit in Regensburg bei den Mitgliedern des „BAC-Teams", bestehend aus Sandra Grunewald, Manfred Meyer, Gundula Haunschild und Zbigniew Czyz, bedanken.
Für unkomplizierte Hilfe bei statistischen Fragen danke ich Matthias Maneck. Des Weiteren bedanke ich mich bei Isabell Blochberger, Rudolf Jung, Anya Krefft, Hans-Jürgen Laberer, Kerstin Möhr, Sophie Pasch, Dr. Bernhard Polzer, Thomas Schamberger und allen weiteren Mitarbeitern der AG Klein.

Inhaltsverzeichnis

Inhaltsverzeichnis *3*
Einleitung *5*
    Die Speiseröhre 5
    Das Ösophaguskarzinom 6
        Plattenepithelkarzinom des Ösophagus 7
        Adenokarzinom des Ösophagus 8
    Die minimale Resterkrankung beim Ösophaguskarzinom 9
    Molekulare Analyse disseminierter Tumorzellen 10
        Detektion von DTCs anhand epithelialer Marker 10
        Amplifikation der DNA einer Einzelzelle 12
        Komparative Genomische Hybridisierung (CGH) 14
        Array Komparative Genomische Hybridisierung (aCGH) 15
    Ziel der Arbeit 17
Material *18*
    Geräte 18
    Software 18
    Verbrauchsmaterialien 19
    Enzyme 19
    Reagenzien 19
    Zusammensetzung von selbst hergestellten Puffer, Lösungen und Medien 21
    Zelllinien 23
    BAC-Bibliotheken 23
    Patientenkollektiv 23
Kooperationspartner *24*
Methoden *25*
    Aufreinigung von mononukleären Zellen 25
    Detektion von disseminierten Tumorzellen (DTCs) durch Fluoreszenzfärbung 25
    Isolation und Amplifikation der Einzelzell- oder Zellpool-DNA 26
    Qualitätsbestimmung der Proben-DNA für die CGH 28
    Komparative Genomische Hybridisierung (CGH) 30
    Semiautomatische Präparation von hochaufgereinigter BAC-DNA 33
    Spotten der BAC-DNA 43
    Qualitätsbestimmung der Proben-DNA für die aCGH 45
    Vorbereitung der Proben-DNA vor aCGH 46
    Array Komparative Genomische Hybridisierung (aCGH) 47
    Aufbau der BAC-Microarrays 52

Fluoreszenz in situ Hybridisierung (FISH) auf Metaphasen-Objektträgern 55
FISH auf FFPE-Zelllinienmicroarray 58
Statistische Auswertungen 60

Ergebnisse *62*

Detektion von disseminierten Tumorzellen (DTCs) 62
Etablierung einer Doppelfärbung gegen CK18 und EpCAM 62
CK18/EpCAM-Doppelfärbung von Knochenmark- und Lymphknotenpräparaten von Ösophaguskarzinompatienten 63
Prognostische Bedeutung der Expression von CK18 und EpCAM in/auf DTCs 66

CGH zur genomischen Analyse von DTCs 70

Etablierung der aCGH zur Analyse von Einzelzell-DNA 77
Semiautomatisierung der BAC-DNA-Präparation 77
Testmicroarray I zur Durchführung einer aCGH 79
Testmicroarray II mit spezifischer Immobilisierung der BAC-DNA 82
Reduzierung des Hintergrundsignals im Cy3-Kanal 86
Testmicroarray III zur weiteren Optimierung der aCGH 89

aCGH von Chromosom 17 zur Analyse von Einzelzell-DNA 97
Validierung des Chromosom 17-Microarrays 97
Optimierung der bioinformatischen Analyse von aCGH-Daten 102
Vergleich der aCGH-Profile nach Hybridisierung von Einzelzell-DNA auf amplifizierter und reamplifizierter BAC-DNA 103
Vergleich der aCGH-Profile mit CGH-Profilen einzelner DTCs 105
Vergleich der aCGH-Daten mit vorhandenen qPCR-Daten 107
Vergleich kumulativer aCGH-Profile mit den metaphasebasierten CGH-Profilen eines DTC-Kollektivs 110

Diskussion *112*

Zusammenfassung *128*

Summary *130*

Literaturverzeichnis *132*

Abkürzungsverzeichnis *137*

Einleitung

Die Speiseröhre

Die Speiseröhre (Ösophagus) ist ein ca. 25 cm langer muskulärer Schlauch, der durch peristaltische Muskelkontraktionen Nahrung vom Rachenraum in den Magen befördert. Der Ösophagus ist somit Teil des oberen Verdauungstrakt und besteht von oben nach unten aus einem Halsabschnitt (Pars cervicalis), dem Brustabschnitt (Pars thoracalis) und dem Bauchabschnitt (Pars abdominalis). Am oberen und unteren Ende ist die Speiseröhre jeweils durch einen Schließmuskel, den oberen bzw. den unteren Ösophagussphinkter, verschlossen (Abb. 1). Beide Ösophagussphinkter verhindern einen Rückfluss von Nahrung aus der Speiseröhre in den Rachenraum bzw. Mageninhalt in die Speiseröhre [1].

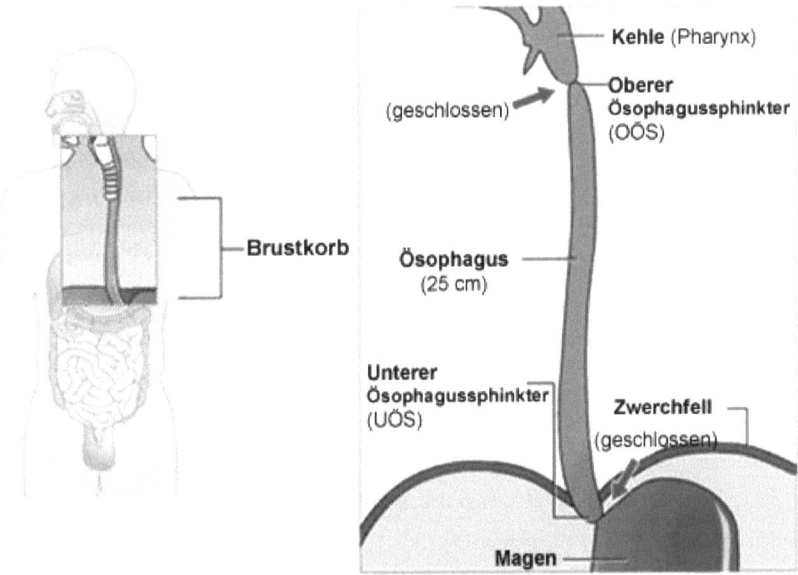

Abb. 1: Anatomie des Ösophagus [2]

Im histologischen Querschnitt erkennt man den Aufbau der Ösophaguswand von innen nach außen mit den vier Schichten, der Tunica mucosa, der Tela submucosa, der Tunica muscularis und der Tunica adventitia (Abb. 2).

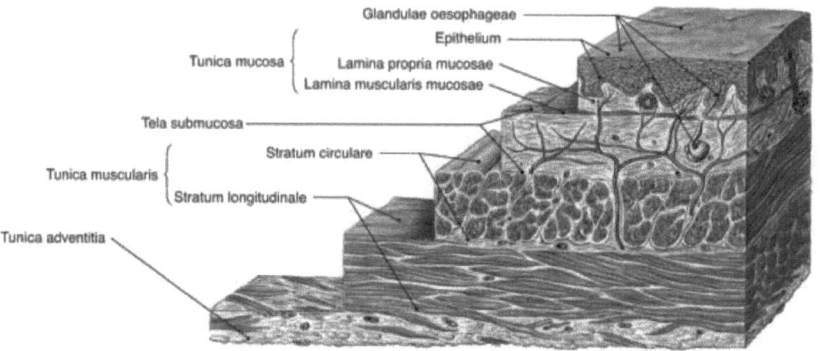

Abb. 2: Histologischer Querschnitt der Ösophaguswand [3]
Die Tunica mucosa besteht aus einem mehrschichtigen unverhornten Plattenepithel (violett), einer verschiebbaren gefäßreichen Bindegewebsschicht (Lamina propria) sowie einer dünnen Muskelschicht (Lamina muscularis mucosae). Durch das Zusammenspiel der drei Unterschichten werden tieferliegende Schichten vor mechanischen Belastungen bei der Nahrungsaufnahme geschützt. Die Tela submucosa besteht aus einer verschiebbaren lockeren Bindegewebsschicht. Sie enthält Blut- und Lymphgefäße sowie ein Nervengeflecht. Die zusätzlich enthaltenen Drüsen (Glandulae oesophageales) sorgen unter anderem für eine gleitfähige Mukosa. Die Tunica muscularis besteht aus einer Ringmuskelschicht (Stratum circulare) und einer Längsmuskelschicht (Stratum longitudinale), durch deren Zusammenwirken die Peristaltik entsteht, welche die Nahrung in den Magen transportiert. Nach außen ist die Speiseröhre mit der Tunica Adventitia umgeben, welche die Speiseröhre mit dem umgebenden Gewebe verbindet. Der kurze Bauchabschnitt des Ösophagus ist statt der Adventitia von einer Serosa umgeben.

Das Ösophaguskarzinom

Das Ösophaguskarzinom gehört mit einer für 2010 geschätzten Jahresinzidenz von 10,7 (Männer) bzw. 2,7 (Frauen) pro 100 000 Einwohner in Deutschland eher zu den seltenen Karzinomen. Die 5 Jahres-Überlebensrate stieg in den letzten 20 Jahren von unter 5 % auf ca. 20 % an. Trotzdem zählt das Ösophaguskarzinom aufgrund dieser weiterhin hohen Mortalität zu den aggressivsten aller Karzinome [4].

Das Ösophaguskarzinom ist wie jedes Karzinom durch unkontrolliertes Wachstum von entarteten Epithelzellen gekennzeichnet. Die fortschreitende Entartung der Epithelzellen im Ösophagus erfolgt dabei in mehreren Stufen. Durch Akkumulation von genetischen bzw. epigenetischen Veränderungen in einer Epithelzelle bildet sich zunächst eine Hyperplasie aus, welche durch eine erhöhte Anzahl an zytologisch unauffälligen Zellen gekennzeichnet ist.

Eine weitere häufig beobachtete Vorstufe des Ösophaguskarzinoms ist die sog. Barrett-Metaplasie. Hierbei wird das normalerweise auftretende mehrschichtige Plattenepithel durch das einschichtige hochprismatische Epithel, welches typischerweise am gastroösophagealem Übergang vorkommt, ersetzt. Im weiteren Verlauf der Tumorprogression können dysplatische Zellen beobachtet werden, die histologisch von normalen Epithelzellen in ihrer Form abweichen. Solange Tumorzellen die Basalmembran noch nicht durchbrochen haben, handelt es sich um das sog. Carcinoma in situ. Beim Durchbruch der entarteten Zellen durch die Basalmembran spricht man schließlich vom invasiven Karzinom. Einzelne Zellen können sich nun vom Primärtumor ablösen und durch Lymph- oder Blutgefäße in entferntes Gewebe streuen (Disseminierung). Bei Proliferation dieser disseminierten Tumorzellen (DTCs) an einem ektopischen Ort entsteht schließlich eine Metastase, deren Auftreten meistens mit einer sehr schlechten Prognose einhergeht [5].

Aufgrund der unterschiedlichen Epithelzelltypen, die in der Speiseröhre entarten können, kann man das Ösophaguskarzinom histologisch in verschiedene Gruppen unterteilen. Mehr als 95 % aller Ösophaguskarzinome lassen sich histologisch in die zwei Hauptgruppen des Plattenepithelkarzinoms und des Adenokarzinoms einteilen [6].

Plattenepithelkarzinom des Ösophagus

Meistens tritt das Plattenepithelkarzinom im mittleren Drittel der Speiseröhre auf und wird durchschnittlich 10 Jahre eher (Durchschnittsalter bei Diagnose: 53,4 Jahre [7]) als das Adenokarzinom diagnostiziert. Der Anteil der Plattenepithelkarzinome lag 2006 in Deutschland bei 50 bis 60 % aller Ösophaguskarzinome, wobei aufgrund der ansteigenden Inzidenz des Adenokarzinoms der Anteil der Plattenepithelkarzinome stetig sinkt [6]. Weltweit liegt der Anteil am Plattenepithelkarzinom wesentlich höher und schwankt stark zwischen verschiedenen Ländern [8]. Dies impliziert einen starken Umwelteinfluss auf die Entwicklung eines Plattenepithelkarzinoms [9]. Die größten Risikofaktoren zur Entwicklung eines Plattenepithelkarzinoms sind Alkohol- und Tabakkonsum, Mangelernährung sowie ein niedriger sozialer Status [10]. Auch die chronische Reizung der Speiseröhre z. B. durch den Konsum von heißen Getränken führt zu einem erhöhten Risiko für ein Plattenepithelkarzinom [10]. Die 10-Jahres-Überlebensrate ist mit ca. 20 % nur halb so groß wie beim Adenokarzinom. Dies ist damit zu begründen, dass aufgrund der räumlichern Nähe des Karzinoms zum tracheobronchialem System eine vollständige Resektion oftmals unmöglich ist [7].

Adenokarzinom des Ösophagus

Das Adenokarzinom des Ösophagus tritt meist im unteren Teil der Speiseröhre auf. Der Anteil des Adenokarzinoms beträgt in Deutschland 40 bis 50 % aller Ösophaguskarzinome [4, 6]. Im Gegensatz zum Plattenepithelkarzinom nimmt die Inzidenz des Adenokarzinoms in der westlichen Welt stark zu und übertrifft damit die Zunahmeraten aller anderen Karzinome [11, 12]. So liegt heute der Anteil der Adenokarzinome unter den Ösophaguskarzinomen in den USA bereits weit über 50 % [14]. Risikofaktoren sind beispielsweise Rauchen und Übergewicht [13, 14], zudem gehören Patienten mit einem Adenokarzinom im Vergleich zum Plattenepithelkarzinom signifikant häufiger zu einer höheren sozialen Schicht. Auch weisen mehr als 80 % der Patienten einen vermehrten Reflux von Mageninhalt in die Speiseröhre auf [15]. Der chronische Reflux in die Speiseröhre ist dabei der größte Risikofaktor für die Umwandlung von Plattenepithelzellen des distalen Ösophagus in Zylinderepithelzellen, die normalerweise in der angrenzenden Magenschleimhaut vorzufinden sind (Barett-Metaplasie). Patienten mit einer diagnostizierten Barrett-Metaplasie haben ein um ca. 100fach erhöhtes Risiko ein Adenokarzinom zu entwickeln [16, 17]. Aufgrund der guten endoskopischen Überwachungsmöglichkeiten und Biopsiezugänglichkeit von Barrett-Ösophaguspatienten konnte der Verlauf der Entwicklung eines Adenokarzinoms stufenweise beobachtet werden und führte zur Metaplasie-Dysplasie-Karzinom-Sequenz [16]. Sie beschreibt, dass sich metaplastische Zellen über eine niedriggradige Dysplasie und fortschreitende Dysplasie zu einem Adenkarzinom weiterentwickeln können (Abb. 3).

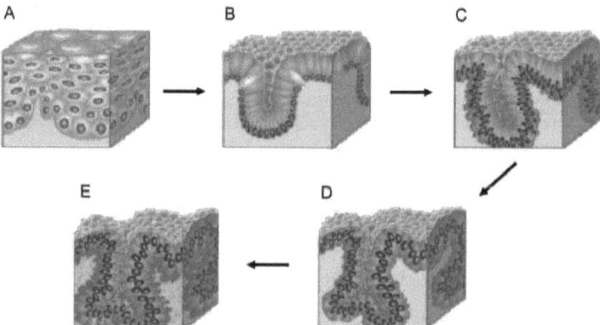

Abb. 3: Metaplasie-Dysplasie-Karzinom-Sequenz (verändert nach [17])
Das normale mehrschichtige Plattenepithel (A) des Ösophagus kann durch metaplastische Umwandlung in das hochprismatische einschichtige Epithel (B) des Magens umgewandelt werden. Durch weitere Progression der Präkanzerose über die Stufen der niedriggradigen Dysplasie (C) und der hochgradigen Dyplasie (D) kann schließlich ein invasives Adenokarzinom (E) entstehen.

Die minimale Resterkrankung beim Ösophaguskarzinom

Die Standardtherapie bei Ösophaguskarzinompatienten ist eine Operation evtl. in Kombination mit einer Radio- und/oder Chemotherapie. Anschließend werden diese Patienten oft durch konventionelle diagnostische Methoden als tumorfrei eingestuft. Dennoch weisen die mit kurativer Intention therapierten Ösophaguskarzinompatienten eine 5 Jahres-Überlebensrate von unter 30 % auf [18]. Das geringe Überleben ist meistens durch ein Auftreten von Metastasen begründet, welche vermutlich aus einzelnen gestreuten Tumorzellen (disseminierte Tumorzellen, DTCs) entstehen. Diese DTCs sind mit konventioneller Diagnostik nicht erkennbar und können offensichtlich nicht durch die zur Verfügung stehenden Radio/Chemo-Therapien eradiziert werden.

Da ein Zusammenhang dieser sog. minimalen Resterkrankung mit dem Überleben bei Ösophaguskarzinompatienten gezeigt werden konnte [19], ist es von entscheidender Bedeutung, therapeutische Zielstrukturen in/auf diesen DTCs zu identifizieren. Eine Therapie, die zur Entfernung von DTCs führt, könnte die Neubildung von Metastasen in diesen Ösophaguskarzinompatienten verhindern. Aufgrund der Vermutung, dass DTCs Vorläuferzellen der Metastasen darstellen, sind die Zielstrukturen in/auf DTCs mit hoher Wahrscheinlichkeit auch auf den daraus entwachsenen Metastasen vorhanden. Daher könnten Patienten, die bereits Metastasen aufweisen, ebenfalls von einer neuen Therapie, welche zur Eliminierung von DTCs geeignet ist, profitieren. Fraglich bleibt, warum DTCs nicht vollständig durch eine systemische verabreichte Therapie (Chemotherapie) entfernt werden können. Ein möglicher Grund ist, dass sich viele der DTCs in einem quieszenten Zustand befinden [24]. Daher können die häufig eingesetzten Chemotherapeutika, welche auf proliferierende Zellen abzielen, solche dormanten DTCs offenbar nicht angreifen. Eine weitere Theorie geht davon aus, dass die Vorläuferzellen der Metastasen (tumor)stammzellähnliche Eigenschaften besitzen, welche mit einer erhöhten Resistenz gegenüber Zellgiften einhergehen [20, 21]. Somit müssen neue Therapien entwickelt werden, die gegen spezifische Zielstrukturen der DTCs gerichtet sind. Vorstellbar wäre die Entfernung von DTCs durch Gabe von therapeutischen Antikörpern oder spezifischen Inhibitoren für essentielle Signalwege einer solchen Tumorzelle. Die Suche nach relevanten Zielstrukturen beim Ösophaguskarzinom erfolgte dabei bisher meist anhand der molekularen Charakterisierung von Primärtumoren, da man davon ausging, dass Therapien gegen molekulare Strukturen des Primärtumors auch gegen deren Ablegerzellen (DTCs) und den daraus erwachsenen Metastasen wirksam sind. Jedoch wird immer deutlicher, dass sich

Metastasen von den korrespondierenden Primärtumoren genetisch deutlich unterscheiden. So wurde beobachtet, dass Primärtumore spezifische Mutationen aufwiesen, welche in der korrespondierenden Metastase gänzlich fehlten [20]. Auch DTCs divergieren in ihren DNA-Aberrationen von denen des Primärtumors. Beim Ösophaguskarzinom konnte beispielsweise die genomische Diversität zwischen DTCs und Primärtumor anhand des *HER2*-Gens innerhalb desselben Patienten klar gezeigt werden. So ließ weder das Vorhandensein, noch das Fehlen einer *HER2*-Amplifikation im Primärtumor Rückschlüsse auf den *HER2*-Status in einer DTC zu [21]. Dies könnte dadurch erklärt werden, dass die Disseminierung bereits früh während der Tumorprogression beginnt, so dass DTCs und Primärtumor unabhängig voneinander neue genomische Veränderungen erwerben können (Modell der parallelen Tumorprogression) [22]. Folglich scheint die Analyse von DTCs zur Entwicklung einer kurativen Therapie für Ösophaguskarzinompatienten geeignet zu sein.

Molekulare Analyse disseminierter Tumorzellen

Detektion von DTCs anhand epithelialer Marker

Obwohl in den letzten 15 Jahren viele Methoden zur Detektion von DTCs entwickelt wurden, werden heutzutage hauptsächlich immunzytochemische Färbungen und PCR-Analysen durchgeführt. In der immunzytologischen Detektion von DTCs werden Antikörper verwendet, die tumorassoziierte oder histogenetische Marker erkennen, welche in den umliegenden normalen Zellen nicht vorhanden sind. Im Falle von epithelialen Tumoren (Karzinome) werden DTCs meist anhand epithelialer Proteine in mesenchymalem Gewebe wie dem Lymphknoten oder dem Knochenmark detektiert [23]. Meistens werden dabei Antikörper gegen Zytokeratine (CK) zur Detektion von DTCs verwendet. Zytokeratine sind die Intermediärfilamente epithelialer Zellen und stellen somit einen Teil des Zytoskeletts dar. Mittlerweile sind 58 Zytokeratine bekannt, welche Epithelzellen vor mechanischen und nicht-mechanischen Stress schützen [24-26]. Zudem spielen sie eine Rolle in der apico-basalen Polarität, Mobilität, Zellgröße und Proteinsynthese [24-26]. Da Karzinome hauptsächlich die spezifische Keratinexpression, welche mit der tumorinitiiernden Zelle assoziiert ist, beibehalten, werden Zytokeratine schon lange als Differenzierungsmarker in der Diagnose des Primärtumors eingesetzt [27].

Neben Zytokeratinen kann auch das Epitheliale Zelladhäsionsmolekül (EpCAM, CD326) zur Detektion von DTCs verwendet werden. EpCAM ist ein hoch konserviertes transmembranes Glykoprotein, welches auf den Epithelien mit Ausnahme von Plattenepithelien von gesunden Personen exprimiert ist [28]. EpCAM werden verschiedene biologische Funktionen zugeschrieben. So kann es beispielsweise Zell-Zell-adhäsion vermindern, indem es die Verbindung zwischen α-Catenin und F-Aktin unterbricht und somit die E-Cadherin vermittelte Adhäsion außer Kraft setzt [29]. Zudem verstärkt EpCAM im Komplex mit Claudin-7 die Tumorprogression und Metastasenbildung [30]. Auch wurde gezeigt, dass die intrazelluläre EpCAM-Domäne nach proteolytischer Abspaltung als Teil eines Transkriptionskomplexes zur Induktion der Genexpression von *MYC, Cyclin A* und *E* wirkt [31]. Diese Daten lassen vermuten, dass es sich bei EpCAM um ein onkogenes Protein handelt. Tatsächlich ist EpCAM sehr stark in den meisten Karzinomen überexprimiert und seine Expression mit einer verminderten Überlebenswahrscheinlichkeit für die Patienten korreliert [32-36]. Interessant in diesem Zusammenhang ist auch, dass EpCAM als zusätzlicher Marker zur Identifizierung von krebsinitiierenden Zellen beschrieben wurde [37]. Bei der Anfärbung von einer Million mononukleärer Zellen (aus Knochenmark oder Lymphknoten) werden je nach Kollektiv und Marker in 8 - 41 % der Patienten 1-2 DTCs detektiert [19, 21]. Die angefärbten DTCs können dann mit einem Mikromanipulator isoliert und genauer analysiert werden (Abb. 4).

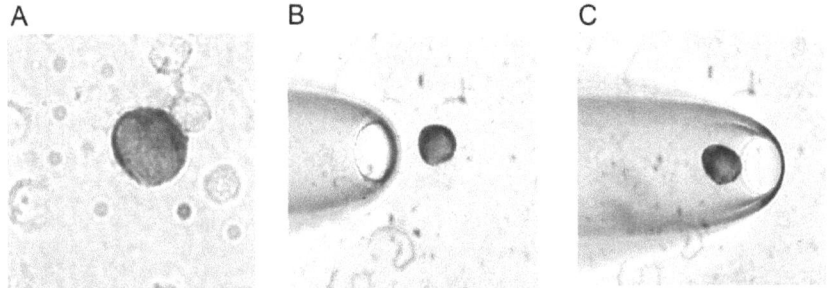

Abb. 4: Isolation von disseminierten Tumorzellen (DTCs) mit Hilfe eines Mikromanipulators [38]
Disseminierte Tumorzellen (DTCs) können von den umgebenen mesenchymalen Zellen immunzytologisch aufgrund der Expression epithelialer Proteine identifiziert werden (A). Mit Hilfe der Glaskapillare eines Mikromanipulators wird die DTC schließlich isoliert (B und C).

Proteom-Analysen von einzelnen Zellen sind aufgrund der niedrigen Proteinmenge (50 pg - 50 ng) heutzutage noch zu insensitiv [39]. Lediglich die Generierung einer Zelllinie aus einer DTC würde genug Proteine zur Verfügung stellen, um eine Proteomanalyse zu ermöglichen.

Dies ist allerdings bisher lediglich einmal gelungen [40], so dass für umfassendere Analyen der DTCs keine Proteinanalysen möglich sind. Die Transkriptomanalyse von Einzelzellen erweist sich zurzeit ebenfalls noch als schwierig. Problematisch ist dabei vor allem die Instabilität von RNA. Der Zeitraum ab dem Zeitpunkt der Entnahme von Knochenmark oder Lymphknoten bis zur Isolierung mittels eines Mikromanipulators nach Anfärbung durch farbstoffgekoppelte Antikörper ist im klinischen Alltag oft zu groß um ein reales Abbild des ursprünglichen Transkriptoms einer einzelnen DTC zu erhalten. Folglich sind die durch Transkriptionsanalyse erhaltenen Daten schwer zu interpretieren. Die genomische Analyse von DTCs wird jedoch aufgrund der im Gegensatz zur RNA stabileren DNA vermehrt angewendet und publiziert [21, 41, 42].

Amplifikation der DNA einer Einzelzelle

Um die geringe Menge von nur ca. 6 pg DNA einer Einzelzelle [43] für unterschiedliche genomische Analysen zugänglich zu machen, muss das Genom mit Hilfe der PCR vervielfältigt werden. Eine der ältesten Genom-Amplifikationsmethoden [„Whole Genome Amplification (WGA)"] ist die Verwendung von degenerierten Oligonukleotiden (DOP-PCR). Dabei werden zufällige Sequenzen von Oligonukleotiden benutzt, um das Genom einer Einzelzelle zu vermehren [44]. Der Nachteil dieser Amplifikationsmethode ist die ungleichmäßige Verteilung der Oligonukleotidbindestellen auf dem Genom, was zu einer nicht-repräsentativer Amplifikation, zumindest einiger Bereiche des Genoms führt. Die isothermale Amplifikation durch Phi29-Polymerase mit „strand displacement"-Eigenschaften konnte die abgedeckten Sequenzbereiche der Amplifikation weiter erhöhen (Abb. 5) [45].

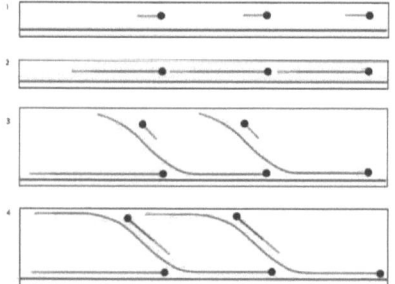

Abb. 5 : **Prinzip der isothermalen Amplifikation**
Random Hexamer Oligonukleotide (blaue Linie) binden an die DNA (grüne Linie). Die Phi29-Polymerase (blauer Kreis) verlängert die Oligonukleotide zu einem Doppelstrang. Der neu synthetisierte Strang wird abgelöst (Strand displacement). Weitere Oligonukleotide können nun an die neu synthetisierten Stränge binden und die Polymerisation initiieren [46].

Die MseI-Adapter-Linker-PCR (Abb. 6) ermöglichte schließlich die fast vollständige repräsentative Amplifikation des Genoms von Einzelzellen, da sie im Gegensatz zu den beiden zuvor genannten Methoden (DOP-PCR, Phi29-Polymerase) eine gleichmäßigere Amplifikation von genomischer DNA bewirkt [47]. Das Amplifikat der MseI-Adapter-Linker-PCR (im Folgenden als MseI-PCR-Amplifikat bezeichnet) repräsentiert somit die genomische DNA einer Einzelzelle, so dass weitere genetische Analysen der DNA von Einzelzellen möglich sind.

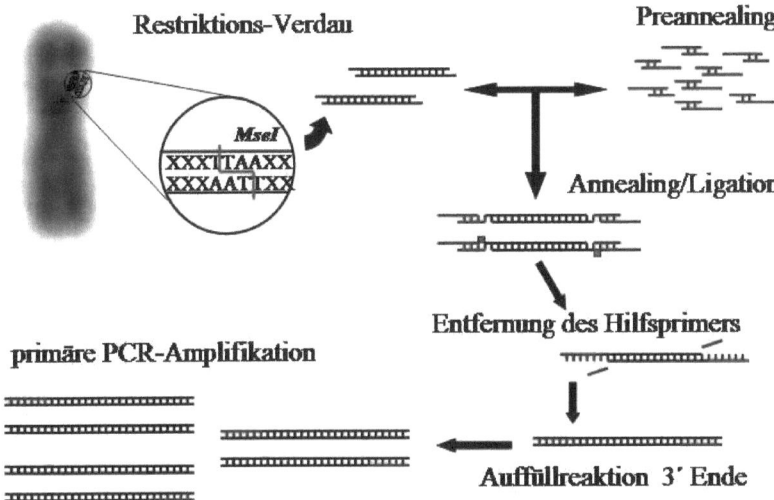

Abb. 6: Prinzip der MseI-Adapter-Linker-PCR (modifiziert von Marco Petronio nach [48])
Bei der MseI-Adapter-Linker-PCR wird das Genom zunächst durch das Restriktionsenzym MseI in DNA-Fragmente (MseI-Fragmente) geschnitten, wobei die meisten Fragmente zwischen 100 und 1500 bp lang sind. Aus zwei Oligonukleotiden werden durch ein Preannealing Adapter (blau) hergestellt, deren Ende komplementär zur MseI-Schnittstelle ist. Daher können die Adapter nach Bindung an die MseI-Fragmente mittels T4-DNA-Ligase (rotes Quadrat) ligiert werden. Nach Entfernen des Hilfsoligonukleotids und einer Auffüllreaktion besitzen alle Enden der DNA-Fragmente nun die gleiche Sequenz. Somit können nun mit einem Oligonukleotid, welches die Adapter-Sequenz aufweist, alle Fragmente repräsentativ amplifiziert werden. Um den Verlust von spezifischen Fragmenten während dieses Prozesses zu vermeiden, werden alle Schritte einschließlich der Amplifikation im selben Reaktionsgefäß durchgeführt.

Um eine Übersicht der genomischen Aberrationen der Einzelzelle zu erhalten, kann beispielsweise eine Komparative Genomische Hybridisierung (CGH) durchgeführt werden. Die CGH-Analyse von MseI-PCR-Amplifikaten von Einzelzellen wird auch als SCOMP (Single Cell Comparative Hybridization) bezeichnet [49].

Komparative Genomische Hybridisierung (CGH)

Die Komparative Genomische Hybridisierung (CGH) wurde erstmals 1992 beschrieben [50] und erlaubt es, einen genomweiten Überblick über genomische Aberrationen einer Test-DNA (z. B. MseI-PCR-Amplifikat) zu erhalten. Dazu werden die Test- und Referenz-DNA mit unterschiedlichen Fluoreszenzfarbstoffen markiert. Beide DNA-Proben werden gemischt und auf Metaphasechromosomen eines gesunden Spenders kohybridisiert. Während der Hybridisierung konkurrieren die unterschiedlich markierten DNA-Fragmente um die komplementären Sequenzen auf den denaturierten Metaphasechromosomen. Anschließend kann das Verhältnis der beiden Fluorophore entlang der Chromosomenachse gemessen werden. Die Verhältnisse der Farbstoffe repräsentieren die Verhältnisse des genetischen Materials zwischen Test- und Referenz-DNA (Abb. 7). Ein Problem bei der Hybridisierung wird durch repetitive Sequenzen verursacht, die mehr als 50 % des humanen Genoms ausmachen. Da diese repetitiven Sequenzen eine stark unterschiedliche Hybridisierungskinetik im Vergleich zu den nicht-repetitiven Sequenzen besitzen [51], werden die repetitiven Sequenzen der Test- und Referenz-DNA mit Cot1-DNA (unmarkierte repetitive Sequenzen) vor der eigentlichen Hybridisierung abgeblockt. Auf diese Weise wird eine Verfälschung der Analyse verhindert.

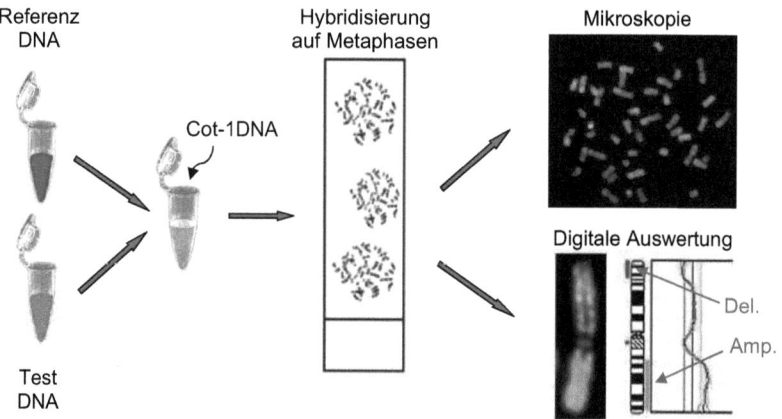

Abb. 7: Schema der CGH
Nach Hybridisierung von unterschiedlich markierter Referenz- und Test-DNA auf Metaphasen eines gesunden Spenders, lässt die digitale Auswertung der Farbverhältnisse entlang der Chromosomenachse Rückschlüsse auf Zugewinne (Amp.) und Verluste (Del.) von genomischer DNA in der Test-DNA zu.

Die Auflösung der CGH ist abhängig von der Stärke und Länge der aberranten Region in der Test-DNA. In der Praxis liegt die Auflösungsgrenze für die CGH zwischen 10-20 Mbp [52]. Um genomische Aberrationen genauer einzugrenzen, kann eine Array Komparative Genomische Hybridisierung (aCGH) durchgeführt werden.

Array Komparative Genomische Hybridisierung (aCGH)

Bei der Array Komparativen Genomischen Hybridisierung (aCGH) erfolgt die Hybridisierung sehr ähnlich der CGH, jedoch wird nicht auf Metaphasechromosomen, sondern auf einen DNA-Microarray hybridisiert (Abb. 8). Der DNA-Microarray enthält dabei rasterförmig angeordnete DNA-Sonden mit bekannten DNA-Sequenzen und damit einhergehender bekannter Lokalisation im Genom. Verschiedenste DNA-Sequenzen wie BAC-DNA [53], cDNAs [44], ausgewählte PCR-Produkte [54] oder Oligonukleotide [55] können für die aCGH auf Microarrays aufgebracht oder im Falle von Oligonukleotiden direkt auf dem Microarray synthetisiert werden.

Eine große Herausforderung der aCGH ist es, gute Hybridisierungssignale zu erhalten. Eine wichtige Rolle dabei spielt die Signalintensität eines Spots. Die Signalintensität ist abhängig von der Sequenzlänge der gespotteten DNA, der Anzahl repetitiver Sequenzen, der Basenzusammensetzung und der Menge an markierten DNA-Sequenzen, die pro Spot binden kann. Dies kann zu starken Schwankungen der Signalintensitäten zwischen verschiedenen Spots innerhalb eines Microarrays um mehr als das 30fache führen [56]. Eine höhere Signalintensität ist gleichzeitig mit einer höheren Präzision der Messung verbunden. Folglich führen lange DNA-Fragmente meist zu sehr guten Hybridisierungssignalen mit guter Präzision der gemessenen Farbverhältnisse. Andererseits führt eine große Sequenzlänge in den DNA-Spots auch zu einer geringeren theoretischen Auflösung von genomischen Aberrationen.

Eine Schwierigkeit von aCGH-Analysen von Einzelzellamplifikaten ist die Beeinflussung durch kontaminierende bakterielle DNA. Während der MseI-Adapter-Linker-PCR des Einzelzellgenoms, werden exprimierte Enzyme aus rekombinant hergestellten *E. coli* verwendet. Diese sind minimal mit *E. coli*-DNA kontaminiert, welche in der MseI-Adapter-Linker-PCR ebenfalls mitamplifiziert wird. Im Vergleich zum humanen Einzelzellgenom (6-7 pg) macht diese *E. coli*-DNA einen großen Anteil aus und kann mit auf dem Microarray aufgetragener *E. coli*-DNA hybridisieren. Um diese ungewollte Hybridisierung von *E. coli-*

DNA zu vermeiden, wird die *E. coli*-DNA im Hybridisierungsansatz durch Zusatz von unmarkierter *E. coli*-DNA abgeblockt. Zusätzlich werden *E. coli*-Verunreinigungen in der BAC-DNA-Präparation durch ein aufwendiges Verfahren fast komplett abgetrennt. Diese hochreine BAC-DNA wird dann auf den Microarray gespottet und ergibt ein Hybridisierungssignal, welches kaum durch bakterielle DNA beeinflusst wird [48].

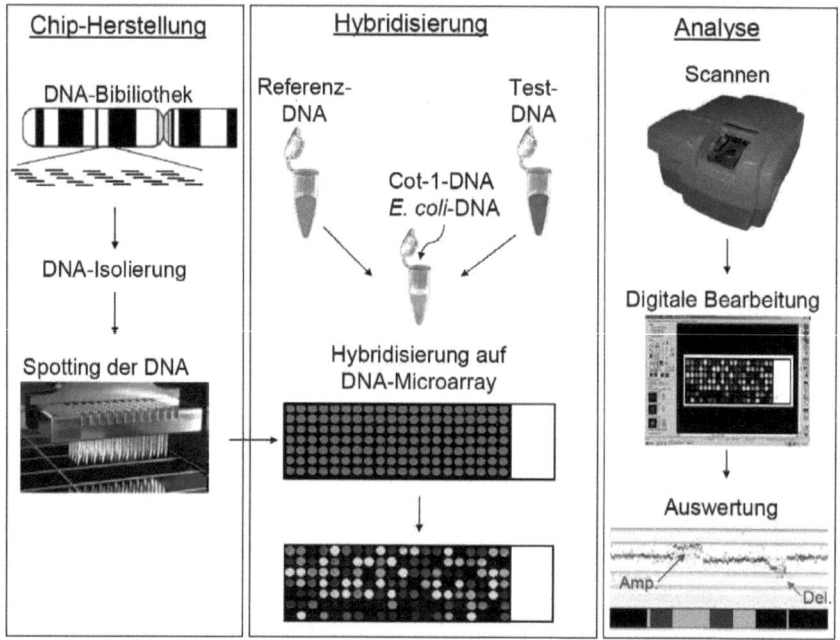

Abb. 8: Prinzip der aCGH
Nach Isolierung und Spotten von kartierter DNA auf Glasobjektträger wird die markierte Test- und Referenz-DNA auf die entstandenen DNA-Microarrays hybridisiert. Die Farbverhältnisse der einzelnen Spots werden ausgelesen und in einem aCGH-Profil dargestellt um Rückschlüsse auf Zugewinne (Amp.) bzw. Verluste (Del.) der genomischen Test-DNA zu erhalten.

Ziel der Arbeit

Zu Beginn dieser Arbeit gab es nur wenige Daten über Analysen von ösophagealen DTCs. Eine erste genomweite Analyse von solchen DTCs wurde von Stoecklein et al. [21] durchgeführt. Mit Hilfe der CGH konnte gezeigt werden, dass isolierte DTCs aus Knochenmark bzw. Lymphknoten erhebliche genomische Unterschiede aufweisen. Dabei wurden die DTCs aus dem Knochenmark mit Hilfe eines Antikörpers gegen Zytokeratine (CK) identifiziert. Im Gegensatz dazu wurden die DTCs aus dem Lymphknoten durch Antikörper gegen das Epitheliale Zelladhäsionsmolekül (EpCAM) detektiert. Ob der gefundene genomische Unterschied auf die Verwendung von unterschiedlichen Antikörpern (anti-EpCAM im Lymphknoten und anti-CK im Knochenmark) zurückzuführen ist oder ob es sich um generelle genomische Unterschiede von DTCs aus Knochenmark bzw. Lymphknoten handelte, konnte dabei nicht geklärt werden. Um diese Frage zu addressieren, sollte zunächst eine Doppelfärbung zur gleichzeitigen Darstellung von CK und EpCAM in/auf DTCs etabliert werden. Mit dieser Doppelfärbung sollten bei prospektiv gesammelten Lymphknoten- und Knochenmarkpräparaten eines Ösophaguskarzinompatientenkollektivs DTCs detektiert werden und anschließend mit Hilfe der CGH genomisch untersucht werden. Weiterhin ergaben diese ersten genomweiten Untersuchungen ösophagealer DTCs sehr häufig Amplifikationen auf dem q-Arm von Chromosom 17. Dieser Befund erregte besondere Aufmerksamkeit, da hier das prognostisch und therapeutisch relevante *HER2* lokalisiert ist. Solche bei DTCs identifizierten krankheitsrelevanten Aberrationen sind besonders interessant für die Entwicklung von zielgerichteten Therapien zur Bekämpfung der Metastasenentwicklung. Die Daten legten aber auch nahe, dass neben *HER2* noch andere, möglicherweise therapeutisch relevante Gene im amplifizierten Bereich von Chromosom 17 liegen müssen. Um diese Gene auf Chromosom 17 bei den DTCs weiter einzugrenzen, bzw. identifizieren zu können, wurde eine höherauflösende Methode als die CGH benötigt. Die BAC-aCGH für Einzelzell-DNA ist eine solche Methode. Um entsprechende Chromosom 17-Microarrays effektiv herstellen zu können, sollte ein Verfahren zur Herstellung der benötigten hochaufgereinigten BAC-DNA zunächst semiautomatisiert werden. Mit dieser BAC-DNA hergestellte aCGH-Microarrays sollten anschließend etabliert, validiert und optimiert werden. Schließlich sollten erste DTCs mit dem Microarray zur Eingrenzung des amplifizierten Chromosom 17-Bereichs analysiert werden.

Material

Geräte

Axio Imager Z.1	Zeiss, Göttingen
Bakterienschüttler für 96 Falcon-Röhrchen (Modell Multitron 2)	Infors, Bottmingen, Schweiz
Brutschrank (BB15)	Thermo Scientific, Bonn
UV-Transilluminator mit CD-Kamera (Agarose-Gel)	INTAS, Göttingen
CCD-Kamera (CGH)	Photometrics, Tucson, USA
Fluoreszenzmikroskop Axioplan 2	Zeiss, Jena
Freedom EVO (Laborautomationsplattform)	TECAN, Männedorf, Schweiz
Gelkammer	Biostep, Jahnsdorf
Thermomixer	Eppendorf, Hamburg
Hybridization Oven Shake 'n Stak	Hybaid, Heidelberg
Kontaktspotter Qarray^2	Genetix, Dornach bei München
LightCycler 480	Roche, Mannheim
Medimachine	Becton Dickinson, Franklin Lakes, USA
Microarray Scanner Genepix 4400A	Axon Instruments, USA
Mikromanipulator (Microinjector 5242)	Eppendorf, Hamburg
MJ Research Peltier Thermal Cycler PTC-200	Bio-Rad, USA
MJ Research Peltier Thermal Cycler Tetrad	Bio-Rad, USA
Neubauer Zählkammer	Schubert und Weiß, München
Orbitalschüttler (OS20)	Kisker, Steinfurt
Pipetten (2 µL, 20 µL, 200 µL, 1000 µL)	Eppendorf, Hamburg
Prähybridisierungskammer	Steinbrenner, Wiesenbach
Pulsed Field Gel Electrophoresis (PFGE) System	GE Healthcare, Chalfont St. Giles
SlideBooster (SB401)	Implen, München
Spektrophotometer (GENios)	TECAN, Männedorf, Schweiz
UV Stratalinker 2400	Stratagene, Santa Clara, USA
Zentrifuge (Z513K)	Hermle, Wehingen

Software

AxioVision 4.5	Zeiss, Göttingen
Freedom EVOware	TECAN, Männedorf, Schweiz
GenePix Pro 7.0	Axon Instruments, Union City, USA
Isis - CGH Software	MetaSystems, Altlussheim
LightCycler 480-Software	Rochen, Mannheim
Q-FISH	Leica, Jena
SPSS V13.0	SPSS Inc., Chicago, USA
Progenetix	http://www.progenetix.net
TECAN Magellan	TECAN, Männedorf, Schweiz

Verbrauchsmaterialien

Polypropylen-Reaktionsgefäße (200 µL; 1,5 mL)	Eppendorf, Hamburg
96-Well Deepwell Platte (2,2 ml)	Sarstedt, Nümbrecht
96-Well PCR-Platte	ABGene, Epsem, UK
96-Well Photometer-Platte (schwarz)	Greiner, Kremsmünster, Österreich
96-Well-Platten Verschlussfolie	ABGene, Epsem, UK
Deckgläser 18 x 18 mm	Engelbrecht, Edermünde
Epoxy Coated Slides	Corning, Lowell, USA
Falcon-Röhrchen (15 und 50 mL)	Becton Dickinson, Franklin Lakes, USA
Fixogum	Marabu, Tamm
GAPS II Slides	Corning, Lowell, USA
Glasobjektträger (SuperFrostTMPlus)	Menzel GmbH, Braunschweig
Haft-Objektträger (HOTs)	Thermo Scientific
Hellendahl-Küvetten	Roth, Karlsruhe
LifterSlip	Implen, München
Medicon	Becton Dickinson, Franklin Lakes, USA
Microcon YM-30 Filterplatten	Millipore, Billerica, USA
MiniArrayer (BioOdyssey Calligrapher)	Biozym)
Plugmolds	Bio-Rad, Waltham, USA

Enzyme

Expand-Long-Template PolMix (3,5 U/µL)	Roche, Mannheim
Lysozym (50.000 U/mg)	Sigma-Aldrich, Steinheim
MseI (50 U/µl)	New England Biolabs, Frankfurt
Pepsin (Lyophilisat)	Sigma-Aldrich, Steinheim
PI-SceI (5 U/µl)	New England Biolabs, Frankfurt
Proteinase K (0,6 U/µl)	Roche, Mannheim
RNase A (DNase-frei) (50 U/µl)	Roche, Mannheim
T4 DNA-Ligase (5 U/µl)	Roche, Mannheim
Taq-Polymerase (50 U/µl)	Roche, Mannheim
Thermosequenase (32 U/µl)	GE Healthcare, München
TruI (50 U/µl)	Fermentas, St. Leon-Rot

Reagenzien

AB-Serum (human)	Biotest, Dreieich
AdvaSon	Implen, München
Agarose	Sigma-Aldrich, Steinheim
Anti-Digoxigenin-FITC, Fab	Roche, Mannheim
Anti-Kaninchen-Cy3 (C-2306)	Sigma-Aldrich, Steinheim
Anti-Maus-Alexa 488 (A11029) (2 mg/mL)	Invitrogen, Darmstadt
ATP (100 mM)	Roche, Mannheim
Avidin-Cy3.5	USBIO, USA
BerEP4 (Maus, monoklonal, M0804) (250 µg/mL)	Dako, Hamburg
Biotin-dUTP (1 mM)	Roche, Mannheim
Brij-58	Sigma-Aldrich, Steinheim
BSA Fraktion V	VWR International, Darmstadt
BSA für PCR (20 mg/mL)	Roche, Mannheim

CEP® 17 Spectrum Aqua™	Vysis®Inc., USA
Chloramphenicol	Sigma-Aldrich, Steinheim
CK18-Antikörper (Kaninchen, polyklonal, ab32118)	Abcam, UK
Colcemidlösung (KaryoMAX)	Invitrogen, Darmstadt
Cot1-DNA (1 µg/µL)	Roche, Mannheim
Cy3-dCTP (1 mM)	GE Healthcare, München
Cy3-dUTP (1 mM)	GE Healthcare, München
Cy5-dCTP (1 mM)	GE Healthcare, München
Cy5-dUTP (1 mM)	GE Healthcare, München
Deoxycholate	Sigma-Aldrich, Steinheim
Dextransulfat (M > 500000 g/mol)	Sigma-Aldrich, Steinheim
Digoxigenin-dUTP (1 mM)	Roche, Mannheim
DNA-Leiter 1kb	Invitrogen, Darmstadt
dNTPs (100 mM)	GE Healthcare, München
EDTA	Sigma-Aldrich, Steinheim
Eisessig	Merck, Darmstadt
Ethanol abs.	J.T. Baker, Griesheim
Ethidiumbromid (1 %)	Sigma-Aldrich, Steinheim
Expand-Long-Template Puffer 1	Roche, Mannheim
FCS (Gold)	PAA Laboratories, Österreich
Ficoll	GE Healthcare, München
Formaldehyd (37 %)	Sigma-Aldrich, Steinheim
Formamid	Sigma-Aldrich, Steinheim
Hanks Salt Solution (10X)	Biochrom, Berlin
Hefeextrakt	Oxoid, Wesel
Heringssperma-DNA (10 µg/µL)	Invitrogen, Darmstadt
Igepal	Sigma-Aldrich, Steinheim
Isopropanol	Fluka, Hamburg
KCl	Sigma-Aldrich, Steinheim
L-Glutamin (200 mM)	Pan-Biotech, Aidenbach
LowMelt Agarose	Biozym, Hess. Oldendorf
Marabu-Fixogum	Marabu, Tamm
Methanol	Merck, Darmstadt
$MgCl_2 * 6 H_2O$	Roth, Karlsruhe
MOPC21-Isotypkontroll-Antikörper (M5284) (1mg/mL)	Sigma-Aldrich, Steinheim
NaCl	AppliChem, Darmstadt
NaOH	Sigma-Aldrich, Steinheim
Natiumacetat 3M, pH = 5,2	Calbiochem, Hamburg
Natriumdodecylsulfat	Sigma-Aldrich, Steinheim
N-Laurylsarcosin	Sigma-Aldrich, Steinheim
OnePhorAll-Puffer (10X)	GE Healthcare, München
Penicillin/Streptomycin (10 U/µL)	Pan-Biotech, Aidenbach
Phytohemagglutinin	Invitrogen, Darmstadt
Quant-iT™ PicoGreen ® dsDNA Reagenz	Invitrogen, Darmstadt
Salzsäure (37 %)	J.T. Baker, Griesheim
Sephadex G50	Sigma-Aldrich, Steinheim
Streptavidin-Cy3	Jackson Laboratories, USA
SYBRGreenI- Faststart-DNA-Master Mix	Roche, Mannheim
Tetracyclin	Sigma-Aldrich, Steinheim

Thermosequenase-Puffer	GE Healthcare, München
Trinatriumcitrat	AppliChem, Darmstadt
Tris(hydroxymethyl)-aminomethan (TRIS)	AppliChem, Darmstadt
Triton-X100	Sigma-Aldrich, Steinheim
Trypton	AppliChem, Darmstadt
Tween-20	Sigma-Aldrich, Steinheim
Vectashield-DAPI	Vector Laboratories, USA
Vectashield H-1000	Vector Laboratories, USA
Wasser (LiChrosolv)	Merck, Darmstadt
X0903-Isotypkontroll-Antikörper (20 mg/mL)	Dako, Hamburg
Xylol	Roth, Karlsruhe

Zusammensetzung von selbst hergestellten Puffer, Lösungen und Medien

20X SSC (Saline–Sodium Citrate)	Natriumcitrat (0,3 M); NaCl (3 M); sterilfiltriert
EC-Lysepuffer	TRIS-HCl (6 mM); NaCl (1 M); EDTA (100 mM); 0,5 % Brij-58; 0,2 % Deoxycholat; 0,5 % N-Lauroyl-Sarcosin; pH = 7,5
LB (liquid broth)	1 % NaCl, 1 % Trypton, 5 % Yeast Extract; pH = 7,0
NDS-Lösung	EDTA (0,5 M); 1 % N-Lauroyl-Sarcosin; pH = 9
OnePhorAll Puffer (OPA) (10X)	TRIS-Acetat (100 mM), $MgAc_2$ (100 mM); KAc (500 mM); pH = 7.5
PAA (0,25 %)	5 % Acrylamide; TRIS (40 mM); NaAc (20 mM); EDTA (1 mM); 1 % Ammoniumpersulfat; 0,1 % TEMED; pH = 7,8 30 min polymerisieren lassen, pelletieren und in Ethanol lösen
PBS (Phosphate Buffered Saline)	Na_2HPO_4 (8,5 mM); KH_2PO_4 (2 mM); NaCl (150 mM); pH = 7,4
PCR-Puffer + dNTPs	$MgCl_2$ (10 mM); TRIS-HCl (100 mM); KCl (500 mM); dNTPs (1 mM); pH = 8,5
PETT IV-Puffer	TRIS-HCl (10 mM); NaCl (1 M); pH = 7,6
TAE-Puffer	TRIS (2 M);, Essigsäure (1 M); EDTA (5 mM); pH = 8,0
TE-Puffer	TRIS-HCl (10 mM); EDTA (1 mM); pH = 7,4
TBE-Puffer	TRIS (89 mM); Borsäure (89 mM); EDTA-Na_2 (2 mM); pH = 8,3
7/8 dNTP-Mix	dATP, dCTP und dGTP (je 10 mM); dTTP (8,75 mM)
9/10 dNTP-Mix	dATP und dGTP (je 10 mM); dCTP und dTTP (je 9 mM)

Leukozytenkulturmedium	(250 mL RPMI Medium ohne L-Glutamin, 15 % FCS, Penicillin 200 U/mL, Streptomycin 200 U/mL, L-Glutamin 2 mM, 3 mg Phytohemagglutinin)
Hybridisierungsmix für CGH	50 % Formamid und 15 % Dextransulfat (M > 500000 g/mol) in 2X SSC
4X SSC (Saline–Sodium Citrate)	aus 20X SSC verdünnt; pH = 7,4
2X SSC (Saline–Sodium Citrate)	aus 20X SSC verdünnt; pH = 7,4
Glycerin-LB-Chloramphenicolmedium	50 % Glycerin und 50% LB-Medium mit 10 µg/mL Chloramphenicol
LB-Chloramphenicolmedium	LB-Medium mit 10 µg/mL Chloramphenicol
LB-Tetrazyklinmedium	LB-Medium mit 40 µg/mL Tetrazyklin
RNase/Lysozym-Verdaulösung	Lysozym: 568 µg/mL; RNase: 50 U/mL in EC-Lysepuffer
Proteinase K-Verdaulösung	50 µg/mL Proteinase K in NDS-Lösung
Methanol/Eisessig-Fixativ	7,5 mL Methanol/2,5 mL Eisessig
Pepsinlösung	0,5 % Pepsin in Salzsäure (10 mM)
Fixierlösung	1 % Formaldehyd und $MgCl_2$ (50 mM) in PBS
Formamidlösung	70 % Formamid in 2X SSC; pH = 7,5
1X SSC (Saline–Sodium Citrate)	aus 20X SSC verdünnt; pH = 7,4
PCR-Puffer mit dNTPs	$MgCl_2$ (10 mM); TRIS (100 mM) pH = 8,5; KCl (500 mM); dNTP (1 mM)
PI-SceI-Restriktionslösung	5 U PI-SceI; 0,8 % BSA in PI-SceI Puffer
Ethidiumbromidlösung	200 µg/L Ethidiumbromid in 0,5X TAE-Puffer
Blocklösung für aCGH	1X SSC; 2 % BSA; pH = 7,4; sterilfiltriert
Hybridisierungsmix aCGH	4 % N-Laurylsarcosin; 50 % Formamid; 8 % Dextransulfat; 2X SSC
70%iger Ethanol	70 g Ethanol, 30 g Wasser
85%iger Ethanol	85 g Ethanol, 15 g Wasser
Blockierungslösung für CGH/FISH	(3 % BSA; 5 % FCS; in PBS mit 0,2 % Tween-20)
Waschlösung für CGH	0,2 % Tween-20 in 4X SSC
Antikörperlösung für CGH	20 mg BSA; 100 mg FCS; 180 µL PBS mit 0,2 % Tween-20; 20 µL Anti-Digoxigenin-FITC; Avidin-Cy3.5
DAPI-Lösung	10 µg/mL DAPI und 0,2 % Tween-20 in 4X SSC
Hybridisierungpuffer (FISH)	10 % Dextransulfat (M > 500000 g/mol), 50 % Formamid in 2X SSC
CEP-Hybridisierungspuffer	Vysis, USA

Zelllinien

Tabelle 1: Verwendete Zelllinien

Name der Zelllinie	Nummer	Beschreibung
Kyse-30	ACC 351 (DSMZ)	Humane ösophageale Plattenepithelkarzinomzelllinie
SW480	ACC 313 (DSMZ)	Humane kolorektale Adenokarzinomzelllinie
T47D	HTB-133 (ATCC)	Humane Mammarkarzinomzelllinie
SKBR3	HTB-30 (ATCC)	Humane Mammakarzinomzelllinie
BT474	HTB-20 (ATCC)	Humane Mammarkarzinomzelllinie

Die Trisomie 21-Zelllinie wurde von Dr. rer. nat. Johanna Käsbauer aus der Humangenetik der Universität Regensburg zur Verfügung gestellt. Sie wurde aus Zellen eines Aborts eines Trisomie 21-Embryos hergestellt. Dabei handelte es sich um eine homogene Trisomie 21-Population (durch FISH bestätigt).

BAC-Bibliotheken

Die verwendeten BAC-Bibliotheken wurden beide bei CHORI (Children´s Hospital Oakland Research Institute) erworben:

32k Set: "Human genome high-resolution BAC re-arrayed clone set"
3k Set: "FISHmappedClonesV1.3"

Patientenkollektiv

Die durch eine Doppelimmunofluoreszenz untersuchten Knochenmarkaspirate und Lymphknoten stammten von Ösophaguskarzinompatienten der Klinik und Poliklinik für Allgemein-, Viszeral- und Tumorchirurgie der Universität Köln (23 Knochenmarkaspirate) und der Klinik für Allgemein-, Viszeral- und Kinderchirurgie der Uniklinik Düsseldorf (39 Knochenmarkaspirate und 16 Lymphknoten). Die auf dem Chromosom 17-Microarray untersuchten disseminierten Tumorzellen sind aus Knochenmarkaspiraten bzw. Lymphknoten der LMU München isoliert worden (sieben aus Knochenmark, sechs aus Lymphknoten) und der Universitätsklinik Düsseldorf (eine aus Knochenmark; drei aus Lymphknoten) isoliert worden. Dabei stammten jene DTCs der LMU München aus einem bereits publizierten DTC-Kollektiv [21].

Die Genehmigungen der jeweiligen Ethikkommission sowie die Einverständniserklärungen der Patienten zur Durchführung der Versuche dieser Arbeit lagen vor. Die klinischen Daten der untersuchten Patienten sind in Tabelle 38 angegeben.

Kooperationspartner

Die Knochenmarkaspirate der Universitätsklinik Köln wurden durch Prof. Dr. Hölscher, PD Dr. Prenzel der Klinik und Poliklinik für Allgemein-, Viszeral- und Tumorchirurgie der Universität zu Köln zur Verfügung gestellt.

Die Semiautomatisierung, Herstellung und Hybridisierung der BAC-aCGH-Microarrays wurde an der Universitätsklinik Regensburg am Lehrstuhl für Experimentelle Medizin und Therapieverfahren bei Herrn Prof. Dr. Christoph Klein durchgeführt.

Das Spotten der BAC-Microarrays mit dem Kontaktspotter „Qarray^{2}" der Firma Genetix wurde in Kooperation mit Herrn Prof. Dr. Bier, Frau Dr. Ehrentreich-Förster und Frau Schellhase vom Fraunhofer-Institut für Biomedizinische Technik (IBMT) in Potsdam durchgeführt.

Die abschließende bioinformatische Auswertung des Chromosom 17-Microarray ist durch Herrn Dipl.-Informatiker Dr. Thomas Ragg der Firma Quantiom Bioinformatics GmbH & Co. KG und Jonas Grote in Weingarten durchgeführt worden.

Methoden

Aufreinigung von mononukleären Zellen

Aus Knochenmark

Vor dem chirurgischen Eingriff zur Entfernung des Ösophaguskarzinoms wurden dem Patienten 10 bis 20 mL Knochenmark aus dem Beckenkamm entnommen. Das Knochenmark wurde mit dem gleichen Volumen Hanks Salt Solution gemischt. Nach Zentrifugation (170g; 10 min) wurde der Überstand, welcher Thrombozyten und Fett beinhaltete, verworfen und das Pellet in 20 mL PBS resuspendiert. In einem 50 mL Falcon-Röhrchen wurden 20 mL Ficoll vorgelegt und anschließend vorsichtig mit der Zellsuspension überschichtet. Nach Zentrifugation für 30 min bei 550g wurde die Interphase, welche die mononukleären Zellen des Knochenmarks beinhaltete, mit einer Pipette (2 mL) in ein neues Falcon-Röhrchen (50 mL) überführt und auf 20 mL mit PBS aufgefüllt. Nach Pelletieren der Zellen und Dekantieren des Überstandes wurden die Zellen mit Hilfe einer Neubauer Zählkammer gezählt. Die Zellkonzentration wurde auf 500000 Zellen/mL in PBS eingestellt und auf Haftobjektträger (HOTs) gegeben. Nach Adhäsion der Zellen auf den HOTs wurde der Überstand entfernt und die Zellen über Nacht bei 20 °C getrocknet. Die getrockneten HOTs wurden bei -20 °C bis zur Färbung gelagert.

Aus Lymphknoten

Ein halber Lymphknoten, dessen andere Hälfte zuvor pathologisch als tumorfrei beurteilt war, wurde mit dem Skalpell in kleinere Teile zerlegt und mit 1 mL PBS in ein Medicon (50 μm) gegeben. Nach einminütiger Zerschredderung des Gewebes in einer sog. Medimaschine wurde die erhaltene Zellsuspension in 10 mL PBS resuspendiert und für 10 min bei 550g zentrifugiert. Anschließend wurde der Überstand verworfen und die mononukleären Zellen analog der Knochenmarkaufreinigung gezählt und auf HOTs gegeben.

Detektion von disseminierten Tumorzellen (DTCs) durch Fluoreszenzfärbung

Die DTCs wurden anhand einer Doppelimmunozytofluoreszenz gegen die epithelialen Antigene Zytokeratin 18 (CK18) und Epitheliales Zelladhäsionsmolekül (EpCAM) detektiert. Nach Erwärmen der HOTs mit den Knochenmark- bzw.- Lymphknotenpräparationen auf

20 °C wurden die Zellen auf den HOTs für 5 min durch 0,5 % Triton-X100 in PBS permeabilisiert. Anschließend wurden die HOTs dreimal für je 3 min in PBS gewaschen, um dann in 20 % humanem AB-Serum in PBS unspezifische Bindungsstellen zu blockieren. Zunächst wurde für 45 min bei 20 °C mit einer murinen anti-EpCAM-Primärantikörperlösung (BerEP4; 2 µg/mL BerEP4; 10 % humanes AB-Serum; PBS) gegen EpCAM inkubiert. Die HOTs wurden in einer Hellendahl-Küvette mit PBS auf einem Orbitalschüttler gewaschen (3 x 3 min; 20 °C; 100 UpM) und dann für 30 min mit einem fluoreszenzmarkierten Sekundärantikörper (anti-Maus-Alexa 488; 10 µg/mL; 10 % AB; PBS) lichtgeschützt inkubiert. Nach dieser Inkubation erfolgten alle weiteren Schritte im Dunkeln. Es folgten drei Waschschritte für je 3 min in PBS mit anschließendem neuem Blockierungsschritt in 20 % AB-Serum (20 min; 20 °C; PBS). Dann wurde mit einer zweiten anti-CK18-Primärantikörperlösung aus Kaninchen [CK18; ab32118; polyklonal; Verdünnung 1:100 (Konzentration unbekannt); 10 % AB-Serum; PBS] für 45 min inkubiert. Nach Waschen der HOTs (3 x 3 min; 20 °C; PBS) wurde für 30 min mit einem anti-rabbit-Cy3 F_{ab}-Fragment [Verdünnung 1:100 (Konzentration nicht angegeben); 10 % AB-Serum; PBS] für 30 min inkubiert. Abschließend wurde erneut zweimal für je 3 min in PBS und einmal für 3 min in PBS mit 0,2% Tween-20 bei 20 °C gewaschen, bevor die Zellen fixiert wurden (5 min; 1 % Formamid). Die HOTs wurden bis zur weiteren Prozessierung in PBS gelagert.

Um die Spezifität der Immundetektion zu bestätigen wurde parallel jedes Präparat mit Isotyp-Antikörpern (MOPC-21 statt BerEp4 und X0903 statt CK18) inkubiert. Nur Präparate bei denen alle Zellen in der Isotypkontrolle negativ waren, wurden weiter auf DTCs untersucht. Des Weiteren wurde bei jeder Färbung ein HOT als Positivkontrolle mit Kyse-30-Zellen (positiv für beide epithelialen Antigene) mitgeführt.

Isolation und Amplifikation der Einzelzell- oder Zellpool-DNA

Die Einzelzellen wurden zunächst mittels eines Mikromanipulators vom Haftobjektträger isoliert und unter mikroskopisch gestützter visueller Kontrolle in einen Transferpuffer (PBS mit 0,5 % Tween-20) überführt. Die gepickte Zelle wurde mit 1 µL des Transferpuffers in 2 µL einer Proteinase K-Verdaulösung (Tabelle 2) für 16 Stunden in einem 200 µL PCR-Reaktionsgefäß bei 42 °C inkubiert. Im Falle einer Zellpool-DNA-Amplifikation wurden 20-100 Zellen in 1 µL Transferpuffer analog zur Einzelzellamplifikation verarbeitet.

Tabelle 2: Zusammensetzung der Proteinase K-Verdaulösung

Volumen	Reagenz
0,2 µL	OnePhorAll- Puffer (10X)
0,13 µL	Tween-20 (10 %)
0,13 µL	Igepal (10 %)
0,26 µL	Proteinase K (10 mg/ml)
1,28 µL	Wasser (LiChrosolv)

Nach Inaktivierung der Proteinase K für 10 min bei 80 °C wurde das Genom innerhalb von 3 h bei 37 °C nach Zugabe von 3 µL einer MseI-Restriktionslösung (Tabelle 3) fragmentiert.

Tabelle 3: Zusammensetzung der MseI-Restriktionslösung

Volumen	Reagenz
0,2 µL	OnePhorAll-Puffer (10X)
0,2 µL	MseI (10 U)
1,6 µL	Wasser (LiChrosolv)

Nach Inaktivierung des MseI-Restriktionsenzyms für 5 min bei 65 °C wurden 5 µL einer Ligationslösung (Tabelle 5) zugegeben. Die Adapterlösung (Tabelle 4) wurde dabei nach Zusammenpipettieren der einzelnen Komponenten durch Abkühlen von 65 °C auf 15 °C mit einer Abkühlrate von 1 °C/min erhalten.

Tabelle 4: Komponenten der Adapterlösung

Volumen	Reagenz
0,5 µL	OnePhorAll- Puffer (10X)
0,5 µL	LIB21-Oligonukleotid (100 µM; HPLC aufgereinigt)
0,5 µL	ddMse11 (100 µM; HPLC aufgereinigt)
1,5 µL	Wasser (LiChrosolv)

Tabelle 5: Zusammensetzung der Ligationslösung

Volumen	Reagenz
3,0 µL	Adapterlösung (Tabelle 4)
1,0 µL	T4 DNA-Ligase (5 U/µL)
1,0 µL	ATP (10 mM)

Die Ligation wurde über Nacht bei 15 °C durchgeführt. Anschließend wurden alle DNA-Fragmente repräsentativ nach Zugabe von 40 µL einer Amplifikationslösung (Tabelle 6) amplifiziert (Tabelle 7).

Tabelle 6: Zusammensetzung der Amplifikationslösung

Volumen	Reagenz
2 µL	dNTPs (10 mM)
1 µL	Expand-Long-Template PolMix (3,5 U/µL)
35 µL	Wasser (LiChrosolv)

Tabelle 7: Temperaturprogramm zur Amplifikation des Genoms der Proben-DNA

Schritt	Temperatur	Dauer
1.	68 °C	3:00 min
2.	94 °C	0:40 min
3.	57 °C	0:30 min
4.	68 °C	1:30 min + 1 s/Zyklus
5.		Wdh. 2.-4. (14 Mal)
6.	94 °C	0:40 min
7.	57 °C + 1 °C/Zyklus	0:30 min
8.	68 °C	1:45 min + 1 s/Zyklus
9.		Wdh. 8.-10. (8 Mal)
10.	94 °C	0:40 min
11.	65 °C	0:30 min
12.	68 °C	1:53 min + 1 s/Zyklus
13.		Wdh. 10.-12. (22 Mal)
14.	68 °C	3:40 min
15.	4 °C	∞

Qualitätsbestimmung der Proben-DNA für die CGH

Das Amplifikat einer Einzelzelle bzw. eines Zellpools (20-100 Zellen) war für eine weitere Prozessierung mit anschließender CGH nur dann geeignet, wenn mindestens eines von zwei getesteten MseI-Fragmenten durch eine PCR nachgewiesen werden konnte. Ungeeignete Proben-DNA wurde daher bereits vor der CGH durch eine Kontroll-PCR ausgeschlossen. Die verwendeten Oligonukleotidsequenzen (

Tabelle 8), der zugehörige Amplifikationsmix (Tabelle 9) und das Temperaturprogramm (Tabelle 10) zur Amplifikation sind den folgenden Tabellen zu entnehmen:

Tabelle 8: Oligonukleotidsequenzen zur Qualitätsüberprüfung der Proben-DNA für die CGH

Oligonukleotid	Sequenz	Annealingtemp. [°C]
5´-CK19 (Pseudogen)	GAAGATCCGCGACTGGTAC	58
3´-CK19 (Pseudogen)	TTCATGCTCAGCTGTGACTG	58
5´-p53 Exon 2/3	GAAGCGTCTCATGCTGGATC	58
3´-p53 Exon 2/3	CAGCCCAAGCCTTGTCCTTA	58

Tabelle 9: Zusammensetzung der Amplifikationslösung

Volumen	Reagenz
1 µl	PCR-Puffer mit dNTPs
0,5 µl	Oligonukleotid 5´ (8 µM)
0,5 µl	Oligonukleotid 3´ (8 µM)
0,25 µl	BSA (20 mg/mL)
0,1 µl	Taq-Polymerase (5 U/µL)
7,25 µl	Wasser (LiChrosolv)

Tabelle 10: Temperaturprogramm der Kontroll-PCR

Schritt	Temperatur	Dauer
1.	94 °C	2:00 min
2.	58 °C	0:30 min
3.	72 °C	2:00 min
4.	94 °C	0:15 min
5.	58 °C	0:30 min
6.	72 °C	0:20 min
7.	Wdh. 4.-6. (14 Mal)	
8.	94 °C	0:15 min
9.	58 °C	0:30 min
10.	72 °C	0:30 min
11.	Wdh. 8.-10. (24 Mal)	
12.	72 °C	2:00 min
13.	4 °C	∞

Komparative Genomische Hybridisierung (CGH)

Herstellung von Objektträgern mit Metaphasen

20 mL Blut wurden mit 250 mL Leukozytenkulturmedium (RPMI Medium ohne L-Glutamin, 15 % FCS, Penicillin 200 U/mL, Streptomycin 200 U/mL, L-Glutamin 2 mM, 3 mg Phytohämagglutinin) vermischt und bei 37 °C in Zellkulturflaschen (25 cm^2) für 72 h unter gelegentlichem Schwenken (2 Mal pro Tag) bei 5 % CO_2 und 95 % Luftfeuchtigkeit inkubiert. Zur Arretierung der Chromosomen in der Metaphase wurden anschließend 100 µL Colzemidlösung (10 µg/mL) zu jeder Kulturflasche hinzugefügt und für eine weitere Stunde bei im Brutschrank (37°C, 5 % CO2, 95 % Luftfeuchtigkeit) inkubiert. Jede Kultur wurde in 15 mL Falcon-Röhrchen überführt um die Blutzellen bei 500g für 10 min zu pelletieren. Das Pellet wurde 8 min bei 37 °C in 10 mL KCl-Lösung (75 mM) inkubiert. Zur Fixierung der Zellen wurde das Pellet vorsichtig in eiskaltem Methanol/Eisessig-Fixativ (7,5 mL Methanol; 2,5 mL Eisessig) resuspendiert. Die lysierten Erythrozyten wurden durch wiederholtes Waschen mit je 10 mL Methanol/Eisessig-Fixativ solange entfernt bis die Suspension farblos war. Anschließend wurden die Leukozyten in 3 mL Methanol/Eisessig-Fixativ resuspendiert und bei -20 °C bis zum Auftropfen auf Objektträger gelagert.

Über Nacht in 70%igem Ethanol gelagerte Glasobjektträger wurden auf 4 °C in Wasser abgekühlt. Die Leukozytensuspension wurde mit einer Pasteurpipette aus einer Entfernung von ca. 50 cm auf die Objektträger getropft. Das Methanol/Eisessig-Fixativ wurde durch Inkubation in wasserdampfgesättigter Atmosphäre bei 37 °C entfernt.

Markierung der MseI-Amplifikate

Um eine unterschiedlich Markierung von Test- und Referenz-DNA zu erzielen, wurden beide im Beisein von markierten Nukleotiden reamplifiziert. Die Test-DNA (MseI-Amplifikat einer Einzelzelle) wurde mit Digoxigenin-dUTP und die Referenz-DNA (MseI-Amplifikat eines Zellpools von 20-100 normalen Leukozyten) mit Biotin-dUTP, entsprechend Tabelle 11 mit einem geeigneten Temperaturprogramm (Tabelle 12) markiert.

Tabelle 11: Ansatz zur Markierung der Proben-DNA für die CGH

Test-DNA-Ansatz		Referenz-DNA-Ansatz
0,5 µL	Test-DNA	Referenz-DNA
4 µL	Expand-Long-Template Puffer 1	Expand-Long-Template Puffer 1
4 µL	LIB21-Oligonukleotid (10 µM)	LIB21-Oligonukleotid (10 µM)
1,4 µL	7/8 dNTP-Mix	7/8 dNTP-Mix
1,75 µL	Digoxigenin-dUTP (1mM)	Biotin-dUTP (1 mM)
1 µL	Taq-Polymerase (5 U/µL)	Taq-Polymerase (5 U/µL)
29 µL	Wasser (LiChrosolv)	Wasser (LiChrosolv)

Tabelle 12: Temperaturprogramm zur Markierung der Proben-DNA

Schritt	Temperatur	Dauer
1.	94 °C	1:00 min
2.	60 °C	0:30 min
3.	72 °C	2:00 min
4.	94 °C	0:30 min
5.	60 °C	0:30 min
6.	72 °C	2:00 min + 20 s/Zyklus
7.	Wdh. 4.-6. (9 Mal)	
8.	4 °C	∞

Hybridisierung

Die Reamplifikate von Test- und Referenz-DNA wurden nach Vereinen entsprechend der Tabelle 13 mit Cot1-DNA und Heringssperma-DNA versetzt und über Nacht bei -20 °C präzipitiert.

Tabelle 13: Ansatz zur Präzipitation der DNA für die CGH

Volumen	Reagenz
45 µL	Markiertes Reamplifikat der Test-DNA
45 µL	Markiertes Reamplifikat der Referenz-DNA
75 µL	Cot1-DNA (1 µg/µL)
10 µL	Heringssperma-DNA (10 µg/µL)
18 µL	NaAc (3 M; pH = 5,2)
400 µL	Ethanol

Am nächsten Tag wurde die DNA durch Zentrifugation (45 min; 4 °C; 25000g) pelletiert. Nach Verwerfen des Überstandes wurden 800 µL 70%iger Ethanol zugegeben und erneut zentrifugiert (20 min; 4 °C; 25000g). Das Pellet wurde getrocknet und in 12 µL Hybridisierungsmix (50 % Formamid und 15 % Dextransulfat (M > 500000 g/mol) in 2X

SSC) gelöst. Es folgte ein Denaturierungsschritt für 6 min bei 78 °C mit anschließender Inkubation für 60 min bei 37 °C, so dass die Cot1-DNA die repetitiven Sequenzen blockieren konnten.

Parallel zur Präparation der Proben-DNA wurden die Metaphasen-Objektträger für die Hybridisierung vorbereitet. Zunächst erfolgte ein RNA-Verdau durch Aufbringen von 200 µL RNase A-Lösung (100 µg/mL in 2X SSC) für 1 h bei 37 °C. Danach wurden die Objektträger drei Mal für je 5 min in 2X SSC auf dem Schüttler (100 UpM) gewaschen. Bei 37 °C folgte ein dreiminütiger Pepsinverdau in Pepsinlösung (0,5 % Pepsin in 10 mM Salzsäure) und drei Waschschritte für je 5 min in PBS bei 20 °C auf dem Orbitalschüttler (100 UpM). Nach Auftragen von 200 µL einer Fixierlösung (1 % Formaldehyd und 50 mM $MgCl_2$ in PBS) wurde erneut für 5 min bei 20 °C inkubiert. Die Metaphasen-Objektträger wurden durch Inkubation für je 5 min in eiskaltem 70%igen, 85%igen und absoluten Ethanol dehydratisiert, bevor die Metaphasen in Formamidlösung (70 % Formamid in 2X SSC; pH = 7,5) für 105-120 s bei 70 °C denaturiert wurden. Nach Inkubation für je 5 min in eiskaltem 70%igen, 85%igen und absolutem Ethanol wurden die Objektträger getrocknet. Der Hybridisierungsmix wurde auf die vorbereiteten Metaphasen-Objektträger gegeben, ein Deckgläschen aufgebracht, mit Fixogum versiegelt und für zwei Nächte bei 37 °C in einer feuchten Kammer inkubiert.

Nach der Hybridisierung wurden die Objektträger vier Mal für je 5 min in Waschlösung (4X SSC und 0,2 % Tween-20) bei 42°C unter Schütteln (100 UpM) gewaschen. Es folgten drei stringente Waschschritte für 5 min in 1X SSC bei 60°C unter Schütteln (100 UpM). Vor dem Auftragen von 1 mL Blockierungslösung (3 % BSA; 5 % FCS; in PBS mit 0,2 % Tween-20) pro Objektträger wurden die Objektträger für 5 s in 0,5 % Tween-20 in PBS bei 42 °C getaucht. Anschließend fand die Inkubation mit 200 µL Antikörperlösung (Tabelle 14) für 1 h bei 37 °C statt.

Tabelle 14: Zusammensetzung der Antikörperlösung

Menge	Reagenz
20 mg	BSA
100 mg	FCS
180 µL	PBS mit 0,2 % Tween-20
20 µL	Anti-Digoxigenin-FITC
2 µL	Avidin-Cy3.5

Nach der Inkubation wurden die Objektträger 3 Mal für je 5 min auf dem Schüttler (100 UpM) bei 42 °C in 4X SSC mit 0,2 % Tween-20 gewaschen. Die Chromosomenbänderung wurde durch Inkubation für 2 min mit 1 mL DAPI-Lösung (10 µg/mL DAPI; 0,2 % Tween-20 in 4X SSC) erzielt. Abschließend wurden die Objektträger mit Wasser für 1 min gewaschen, getrocknet und mit Vectashield H-1000 eingedeckelt.

Auswertung

Die Metaphasen wurden mit Hilfe eines Fluoreszenzmikroskops (Axioplan2) mit angeschlossener CCD-Kamera und der zugehörigen Auswertungssoftware (Isis) aufgenommen. Dabei wurden Bilderserien mit den Fluoreszenzfiltern DAPI, FITC und Cy3.5 von möglichst zehn geeigneten Metaphasen erstellt. Nach softwareunterstützter Normalisierung wurde das Fluoreszenzverhältnis (FITC/Cy3.5) aller analysierten Chromosomen in einem CGH-Profil dargestellt. Ein Gewinn (Amplifikation) bzw. Verlust (Deletion) von genomischer DNA in der Test-DNA wurde angezeigt, wenn das Fluoreszenzverhältnis den Wert 1,25 überschritt bzw. 0,80 unterschritt.

Um kumulative CGH-Profile zu erhalten, wurden die erhaltenen genomischen Aberrationen der einzelnen CGH-Analysen nach den Richtlinien der ISCN (International System for Human Cytogenetic Nomenclature, 1995) entsprechend der Anforderung für das webbasierte CGH-Analyseprogramm „Progenetix" (http://www.progenetix.net) in Tabellenform gebracht. Nach dem Hochladen der Tabelle wurde das Format „ISCN annotation table" und die Technik „chromosomal CGH" angewählt, um die genomischen Aberrationen in einem kumulativen CGH-Profil zu visualisieren. Dabei wurden alle weiteren voreingestellten Parameter übernommen.

Semiautomatische Präparation von hochaufgereinigter BAC-DNA

Die Aufarbeitung der BAC-DNA wurde durch die Automationsplattform „Freedom EVO" unterstützt. Die parallele Prozessierung der Proben in 96-Well-Platten wurde u. a. durch die verschiedenen Module wie einem Multipipettenarm, einer Inkubationsstation, einer Vakuumwaschstation und einem angeschlossenen Fluoreszenzspektralphotometer (GENios) ermöglicht. Die zugehörige Steuerungssoftware „Freedom EVOware" erlaubte die individuelle Anpassung verschiedenster Parameter an die einzelnen Prozessierungsschritte. Ein Überblick der semiautomatischen Aufreinigungsschritte von BAC-DNA ist in Abb. 10 gezeigt.

Alle BAC-Klone wurden vom „BACPAC Resource Center" (BPRC) des „Children's Hospital Oakland Research Institute" (CHORI) bezogen. Dabei wurden BAC-Klone aus zwei verschiedenen BAC-Bibliotheken („FISHmappedClonesV1.3" und „32k Set") entnommen. Jeder BAC-Klon enthält humane genomische DNA mit einer Länge von 80-300 kbp, welche in den Vektor pBACe3.6 kloniert wurde (Abb. 9). Zur Linearisierung des BACs ist eine PI-Sce1-Restriktionsstelle im Vektor vorhanden, die weder im humanen noch im *E. coli*-Genom vorkommt. Die linearisierte BAC DNA konnte aufgrund des unterschiedlichen Laufverhaltens von der zirkulären genomischen *E. coli*-DNA mittels einer Pulsfeldgelelektrophorese abgetrennt werden.

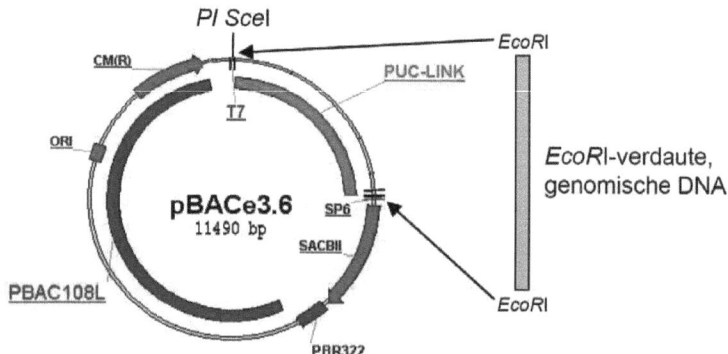

Abb. 9: Schematische Darstellung des Vektors pBACe3.6 (verändert aus [57])
Der Vektor besteht aus dem Rückgrat (violett) und dem PUC-Link (grün). Das Rückgrat besteht dabei aus Sequenzen der Plasmide PBAC108L und PBR322 und enthält den Replikationsursprung (ORI) sowie ein Chloramphenicolresistenzgen (CM(R)). Der PUC-Link ist im rekombinanten BAC-Vektor durch die jeweilige humane Sequenz ersetzt. Die Selektion von rekombinanten Vektoren wurde durch das SACBII-Gen ermöglicht. Zur Ansequenzierung der humanen Sequenzen können Oligonukleotidbindestellen in den Promotoren SP6 und T7 benutzt werden. Um den BAC-Vektor zu linearisieren, ist eine PI-SceI-Restriktionsstelle vorhanden.

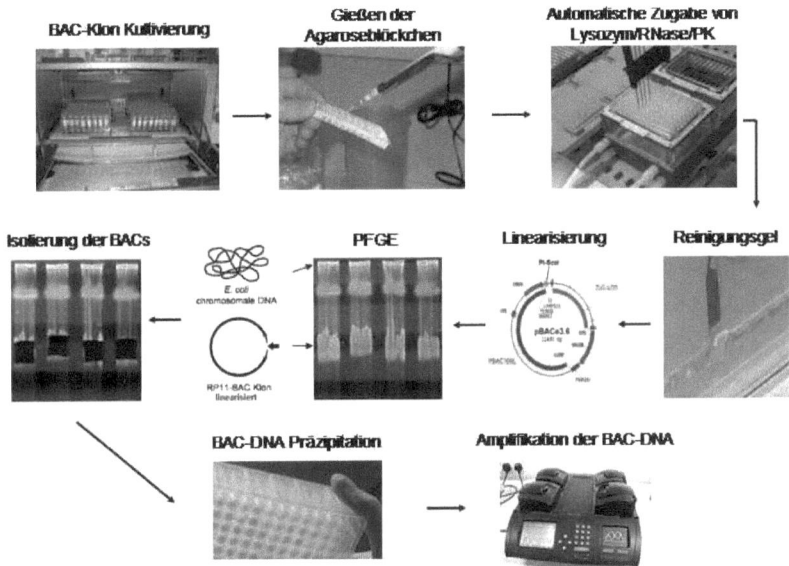

Abb. 10: Überblick über die semiautomatische BAC-DNA Präparation

Vorkultur

Durch die Automationsplattform wurden die 96 Wells von Deepwell-Platten (2,2 mL) mit 950 µL LB-Chloramphenicolmedium (LB-Medium mit 10 µg/mL Chloramphenicol) befüllt. Jedes Well wurde anschließend semiautomatisch mit 5µL Bakteriensuspension aus den 384-Well Ursprungsplatten angeimpft. Nach einer Inkubation von 6-8 h (37 °C; 150 UpM) wurde die Vorkultur durch die Automationsplattform halbiert und jedes Well mit 340 µL Glycerin-LB-Chloramphenicolmedium (50 % Glycerin und 50 % LB-Medium mit 10 µg/mL Chloramphenicol) versetzt. Eine Hälfte wurde als Reserveplatte bei -80 °C aufbewahrt. Die andere Hälfte wurde für die Hauptkultur verwendet.

Hauptkultur

500 µL aller 96 Vorkulturen einer Platte wurden jeweils durch die Automationsplattform in mit 15 mL LB-Chloramphenicolmedium befüllte Falcon-Röhrchen (50 mL) überführt. Nach Inkubation (16 h; 37 °C; 150 UpM) wurd jede Hauptkultur mit 5 mL LB-Tetrazyklin-Medium (LB-Medium mit 40 µg/mL Tetrazyklin) versetzt und weitere 25 min unter gleichen

Bedingungen inkubiert. Alle Bakterien wurden durch Zentrifugation (30 min; 4 °C; 1000g) pelletiert und das Kulturmedium dekantiert. Die Pellets wurden mit je 10 mL eiskaltem PET-IV-Puffer vorsichtig resuspendiert und erneut pelletiert (30 min; 4 °C; 1000g). Nach Entfernen des Überstandes wurde jedes Pellet in 140 µL aufgeschmolzener LowMelt-Agarose (2 %; 42 °C) resuspendiert und in Gießformen (Plugmolds) überführt. Nach dem Gelieren der LowMelt-Agarose wurden die erhaltenen Blöckchen in eine 96 Well Platte überführt.

Zellwandaufschluss und RNA-Verdau

Um die Zellwände und die RNA der BAC-Klone in den Blöckchen zu verdauen, wurden jeweils 225 µL RNase/Lysozym-Verdaulösung (Lysozym: 568 µg/mL; RNase: 50 U/mL in EC-Lysepuffer) semiautomatisch zupipettiert und 16 h bei 37 °C inkubiert.

Proteinverdau

Jedes Agaroseblöckchen wurde in Wells einer 96 Well Platte mit Filterboden überführt. In dieser konnten die Blöckchen semiautomatisch mit Hilfe der zur Automationsplattform gehörenden Vakuumstation zweimal mit je 225 µL TE-Puffer gewaschen werden. Anschließend wurden 225 µL einer Proteinase K-Verdaulösung (50 µg/mL Proteinase K in NDS-Puffer) semiautomatisch zu jedem Blöckchen pipettiert. Der Verdau erfolgte über Nacht bei 47 °C.

Lagerung zum Selbstverdau der Proteinase K

Nach semiautomatischem zweimaligem Waschen der Blöckchen mit TE-Puffer (je 125 µL) wurden die Blöckchen mit 225 µL NDS-Lösung versetzt und in eine 96 Well-Platte ohne Filterboden überführt. Anschließend wurden die Blöckchen für eine Woche bei 20 °C zur Autoinaktivierung der Proteinase K gelagert.

Reinigungsgel

Nach der Lagerung wurden die Blöckchen erneut zweimal mit TE-Puffer (je 225 µL) semiautomatisch gewaschen und anschließend über Nacht in TE-Puffer (225 µL) gelagert. Anschließend wurde jedes Blöckchen in die Tasche eines Gels (1 % Agarose in 0,5X TAE) gegeben und für 90 min bei 4 °C und einer Feldstärke von 4 V/cm niedermolekulare Verunreinigungen aus den Blöckchen entfernt. Die BACs verblieben aufgrund ihrer Größe weiterhin in den Agaroseblöckchen.

Linearisierung der BAC-DNA

Um die zirkuläre BAC-DNA zu linearisieren, wurde ein Verdau mit dem Restriktionsenzym PI-SceI durchgeführt. Die Erkennungssequenz des Enzyms kommt in jedem BAC-Vektor genau einmal vor und fehlt sowohl im humanen als auch bakteriellen Genom vollständig. So wurde nach dem Reinigungsgel je 225 µL einer PI-SceI-Restriktionslösung (5 U PI-SceI; 0,8 % BSA in PI-SceI-Puffer) semiatomatisch zupipettiert und über Nacht bei 4 °C gelagert, damit das Enzym in die Blöckchen diffundieren kann. Am nächsten Tag wurde für 3 h bei 37 °C inkubiert. Um den Restriktionsverdau zu beenden, wurden nach zweimaligem semiautomatischem Waschen (je 225 µL TE-Puffer) 225 µL einer Proteinase K-Verdaulösung (50 µg/mL Proteinase K in NDS-Puffer) semiautomatisch zupipettiert. Der Verdau erfolgte bei 47 °C über Nacht.

Lagerung zum Selbstverdau der Proteinase K

Nach zweimaligem semiautomatischem Waschen der Blöckchen mit TE-Puffer (je 125 µL) wurden die Blöckchen mit 225 µL NDS-Lösung versetzt und für eine Woche bei 20 °C zur Autoinaktivierung der Proteinase K gelagert. Anschließend wurden die Blöckchen dreimal mit je 225 µL TE-Puffer gewaschen.

Pulsfeldgelelektrophorese (PFGE)

Die in den Agaroseblöckchen vorhandene linearisierte BAC-DNA (80-300 kbp) kann von der genomischen E. coli-DNA (4,6 Mpb) durch eine normale Gelelektrophorese aufgrund der sich angleichenden Wanderungsgeschwindigkeiten von hochmolekularen Nukleinsäuren (> 30 kbp) in einem kontinuierlichen elektrischen Feld nicht aufgetrennt werden. Daher wurde eine Pulsfeldgelelektrophorese [58] (PFGE; Verwendung des CHEF-Prinzips: Contour-clamped Homogeneous Electric Field) durchgeführt. Nachdem die Blöckchen in die Taschen eines Agarosegels (1 % LowMelt Agarose) gegeben und mit LowMelt-Agarose versiegelt worden waren, wurde die DNA durch zwei alternierende elektrische Felder im Winkel von 120 °C aufgetrennt. Die Elektrophorese wurde für insgesamt 20 h bei einer elektrischen Feldstärke von 5,5 V/cm durchgeführt. In den ersten 8 Stunden verlängerte sich der Strompuls kontinuierlich von 3 s auf 10 s. Ab der neunten Stunde wurde die Pulszeit kontinuierlich auf 80 s erhöht.

Aufreinigung der elektrophoretisch isolierten BAC-DNA

Die Pulsfeldgele wurden in Ethidiumbromidbad (200 µg/L Ethidiumbromid in 0,5X TAE-Puffer) für 60 min inkubiert und die BAC-DNA unter UV-Licht ausgestanzt. Die ausgestanzten Gelblöckchen (je ~ 700 mg) wurden in 96 Deepwell-Platten (2,2 mL) für 3 h bei 70 °C aufgeschmolzen. Anschließend wurde ein Agaraseverdau (5 U/Well) in 1X TAE über Nacht bei 42 °C durchgeführt. Unverdaute Oligosaccharide wurden nach semiautomatischer Zugabe von 70 µL NaAc-Lsg. (3 M) in den 96-Deepwell-Platten abzentrifugiert (mindestens 45 min, 5500g, 15 °C).

In jedes Well einer neuen Deepwell-Platte wurden 50 ng (2 µL) lineares Polyacrylamid und 4 µL NaAc-Lsg. (3 M) semiautomatisch vorgelegt. Der Überstand der Oligosaccharidfällung wurde dann durch den Pipettierautomaten in die neue Platte überführt. Nach semiautomatischer Zugabe von 700 µL Isopropanol fiel die BAC-DNA über Nacht bei 4 °C aus.

Am nächsten Tag wurde die BAC-DNA durch Zentrifugation (5500g; 4 °C; 90 min) pelletiert. Der Überstand wurde mit Hilfe der Atomationsplattform verworfen und anschließend das Pellet in 700 µL Ethanol (70 %) für 15 min bei 20 °C inkubiert. Das Pellet wurde erneut zentrifugiert (5500g; 45 min; 4 °C). Nach semiautomatischer Entfernung des Überstandes wurden Flüssigkeitsreste bei 37 °C verdunstet und das Pellet in 30 µL TE-Puffer aufgenommen

Qualitätskontrolle der BAC-DNA

Mit steigender *E. coli*-DNA-Kontamination der BAC-DNA verschlechtert sich das Hybridisierungsergebnis von Einzelzellen auf einem BAC-Microarray, da auch die Einzelzell-DNA-Amplifikate eine hohe Konzentration an *E. coli*-DNA aufweisen. Durch eine relative Quantifizierung einer repräsentativen *E. coli*-DNA Sequenz (TRPE: Anthranilate synthetase component I) und der BAC-Vektorsequenz (pBACe3.6) sollte der Anteil an *E. coli*-DNA in der BAC-Präparation mittels qPCR abgeschätzt werden [59]. Die DNA wurde mit spezifischen Oligonukleotiden (Tabelle 15) unter Verwendung des LightCycler-Faststart-DNA-Master-SYBRGreenI-Kit entsprechend des Herstellerprotokolls durch ein geeignetes Temperaturprogramm (Tabelle 16) im Lightcycler LC480 amplifiziert. Anschließend wurde die Spezifität der Amplifikation anhand einer Schmelzpunktbestimmung der Amplifikation überprüft. Dazu wurde das Amplifikat von 50 °C mit einer Heizrate von 0,11 °C/s auf 95 °C erhitzt, wobei die Schmelzpunkte für das TRPE-Amplifikat bei 84 °C und für die pBACe3.6-Amplifikat bei 83 °C lagen.

Tabelle 15: Verwendete Oligonukleotidsequenzen zur Bestimmung der E. coli-DNA Kontamination

Bezeichnung	Sequenz
5´-pBACe3.6	CACGTACAACATTTTTAGA
3´-pBACe3.6	GGCTCTCAGTCCCCGTGGAT
5´-TRPE	TGGTTTCCGTGCCGCATAT
3´-TRPE	AATTCTCCAGCGCGAATCG

Tabelle 16: Temperaturprogramm zur Amplifikation der pBACe3.6- und TRPE-Sequenze

Schritt	Temperatur	Dauer
1.	95 °C	5:00 min
2.	95 °C	0:20 min
3.	58 °C	0:15 min
4.	72 °C	0:15 min
5.	Wdh. 2.-4. (39 Mal)	

Der Anteil an *E. coli*-DNA Kontamination wurde wie folgt berechnet:

$E.\ coli\text{-DNA Kontamination [\%]}: (E^{ct}_{BAC}/E^{ct}_{TRPE}) * 100$

Dabei entsprechen E_{BAC} bzw. E_{TRPE} den Effizienzen der BAC- bzw. TRPE-Amplifikation. Für die Effizienzbestimmung wurde zunächst durch qPCR eine Verdünnungsreihe aus einer geeigneten Probe mit dem jeweiligen Oligonukleotiden amplifiziert. Aus der Steigung des Graphen, welchen man durch die logarithmische Auftragung der Verdünnungsstufe gegen den jeweiligen Ct-Werte erhält, konnte die Effizienz mit der Formel $E = 10^{(-1/Steigung)}$ berechnet werden.

Für die Herstellung der BAC-Microarrays wurden nur DNA-Präparationen verwendet, die weniger als 0,4 % *E. coli*-DNA beinhalteten.

Konzentrationsbestimmung der BAC-DNA

Um die Einsatzmenge für die folgende Amplifikation der DNA für alle BACs anzugleichen, wurde die DNA-Konzentration jeder BAC-Präparation bestimmt. Dazu wurde eine fluorimetrische Messung mit Hilfe des hochsensitiven und dsDNA-spezifischen Fluoreszenzfarbstoffs PicoGreen durchgeführt.

2 µL der BAC-DNA-Lösung wurden 1:100 in TE-Puffer verdünnt. Zur Kalibrierung wurden parallel DNA-Kalibrierlösungen im Bereich 0 – 300 ng/µL aus Heringsperma-DNA hergestellt. Die verdünnte BAC-DNA sowie die Kalibrierlösungen wurden anschließend 1:100 in einer PicoGreen-Lösung (1:1000 in TE-Puffer) verdünnt, um die DNA-

Konzentration anhand der Fluoreszenz bei einer Anregungswellenlänge von 480 nm mit Hilfe des GENios-Plattenfluorimeters zu bestimmen.

Amplifikation der BAC-DNA für den Testmicroarray I

Um ausreichende Mengen an DNA zum Spotten der Microarrays zu generieren, mussten die aufgereinigten BACs amplifiziert werden. Die Anwendung der MseI-Adapter-Linker-PCR generiert sowohl aus BAC-DNA als auch aus DNA aus Einzelzellen Fragmente, die in Länge und Sequenz übereinstimmen. Somit ist MseI-amplifizierte BAC-DNA optimal als Sonden-DNA auf einem Microarray zur Hybridisierung von MseI-Amplifikaten geeignet. Um eine Hybridisierung der Adapter-DNA zwischen BAC-DNA und Proben-DNA während der Hybridisierung zu vermeiden, unterschieden sich die Sequenzen der Adapter (Tabelle 17) für die Amplifikation der BAC-DNA von denen zur Amplifikation von Proben-DNA.
125 ng BAC-DNA wurden mit 5 U MseI in OPA-Puffer (10X) im 5 µL-Ansatz verdaut (3 h; 37 °C). Parallel zur Restriktion wurden die Adapter hergestellt, indem eine Adapter-Lösung (16,67 µM Cab21 (HPLC aufgereinigt); 16,67 µM ddCab12 (HPLC aufgereinigt); 1,67X OPA(10X)) von 65 °C auf 15 °C mit einer Abkühlrate von 1 °C/min abgekühlt wurde.

Tabelle 17: Verwendete Oligonukleotidsequenzen zur Generierung der Adapter für die BAC-DNA

Oligonukleotid	Sequenz
Cab21	CTGTGTCTGACGACTCAGTCT
ddCab12	TAAGACTGAGT-ddC

Zu 3 µL dieser Adapter-Lösung wurden dann jeweils 1 µL ATP-Lösung (10 mM) und T4 DNA-Ligase (5 U) pipettiert. Dieser Ligationsmix wurde anschließend zum Restriktionsansatz gegeben und über Nacht bei 15 °C mit den Adaptern ligiert. Am nächsten Tag wurde die ligierte BAC-DNA nach Zugabe von 40 µL einer Amplifikationslösung bestehend aus 3 µL Expand-Long-Template Puffer 1 (aus Expand Long Template PCR System), 2 µL dNTPs (10 mM), 1 µL Polymerase Mix (5 U aus Expand Long Template PCR System) und 35 µL Wasser vervielfältigt. Folgendes Temperaturprogamm (Tabelle 18) wurde verwendet:

Tabelle 18: Temperaturprogramm zur Amplifikation der BAC-DNA

Schritt	Temperatur	Dauer
1.	72 °C	3:00 min
2.	95 °C	1:00 min
3.	62 °C	0:30 min
4.	72 °C	3:00 min + 1 s/Zyklus
5.	Wdh. 2.-4. (34 Mal)	
6.	4 °C	∞

Amplifikation der BAC-DNA für den Testmicroarray II, Testmicroarray III und den Chromosom 17-Microarray

Die Amplifikation der BAC-DNA für den Testmicroarray II und III wurde wie beim Testmicroarray I durchgeführt. Jedoch sind die Adapter zu 50 % aminomarkiert. Dies wurde erreicht, indem aminomarkierte Oligonukleotide (Tabelle 19) zur Adapter-Lösung (8,33 µM Cab21; 8,33 µM NH_2-Cab21; 16,67 µM ddCab12; 1,67X OPA) gegeben wurden. Die Bildung der Adapter erfolgte wieder durch Abkühlen der Adapter-Lösung von 65 °C auf 15 °C mit einer Abkühlrate von 1 °C/min.

Tabelle 19: Verwendete Oligonukleotidsequenzen zur Generierung der Adapter

Bezeichnung	Sequenz
Cab21	CTGTGTCTGACGACTCAGTCT
NH_2-C_6-Cab21	NH_2-C_6-CTGTGTCTGACGACTCAGTCT
ddCab12	TAAGACTGAGT-ddC

Nach der Ligation und Amplifikation enthielten folglich 50 % der MseI-Fragmente der BAC-DNA eine Aminogruppe an einem Ende, wobei die restlichen 50 % der Fragmente zu gleichen Teilen an beiden Enden eine Aminogruppe tragen oder keine Aminogruppe enthalten.

Reamplifikation der BAC-DNA

Durch die Verwendung von reamplifizierter BAC-DNA als Sonden-DNA konnten BAC-Microarrays deutlich schneller und günstiger hergestellt werden. Dazu wurde ein Reamplifikationsansatz wie in Tabelle 20 angegeben zusammenpipettiert und mit dem Temperaturprogramm aus Tabelle 21 amplifiziert.

Tabelle 20: Ansatz zur Reamplifikation von BAC-DNA

Menge	Reagenz
37,5 µl	PCR-H_2O
5 µL	Expand-Long-Template Puffer 1
5 µL	Cab21/NH_2-Cab21 (je 5 µM)
1,75 µL	dNTPs (10 mM)
1 µL	Taq-Polymerase
1 µl	BAC-DNA-Amplifikat

Tabelle 21: Temperaturprogramm zur Reamplifikation der BAC-DNA

Schritt	Temperatur	Dauer
1.	94 °C	1:00 min
2.	60 °C	0:30 min
3.	72 °C	2:00 min
4.	94 °C	0:30 min
5.	60 °C	0:30 min
6.	72 °C	2:00 min + 20 s/Zyklus
7.	Wdh. 4.-6. (10 Mal)	
8.	4 °C	∞

Erneute Konzentrationsbestimmung der BAC-DNA

Die Spottinglösung sollte eine Konzentration von 400 ng/µL an BAC-DNA beinhalten. Daher wurde nach Amplifikation bzw. Reamplifikation die Konzentration der BAC-DNA erneut wie unter „Konzentrationsbestimmung der BAC-DNA" auf S. 39 beschrieben gemessen. Die DNA konnte dann quantitativ präzipitiert werden und im optimalen Spottingpuffervolumen aufgenommen werden.

Präzipitation der amplifizierten bzw. reamplifizierten BAC-DNA

Das Amplifikat bzw. Reamplifikat wurde mit NaAc-Lsg (3 M) versetzt, so dass eine NaAc-Konzentration von 0,3 M entstand. Nach Zugabe des 1,2fachen Volumens Isopropanol wurde die BAC-DNA mind. 2 Tage bei -20 °C quantitativ präzipitiert. Anschließend wurde die DNA durch Zentrifugation pelletiert (90 min; 6000g; 4 °C). Die Pellets wurden mit 150 µL 70%igem Ethanol gewaschen (60 min; 6000g; 4 °C). Nach Verwerfen des Überstandes und Trocknen der Pellets bei 47 °C wurden die BAC-DNA-Pellets in Spottingpuffer (Tabelle 22) aufgenommen, so dass eine Konzentration von 400 ng/µL entstand.

Tabelle 22: Verwendete Spottingpuffer

Bezeichnung des Microarrays	Verwendeter Spottingpuffer
Testmicroarray I	Scispot (Scienion)
Testmicroarray II	PBS
Testmicroarray III	PBS
	PBS mit 0,005 % SDS
	3X SSC
Chromosom 17-Microarray	3X SSC

Spotten der BAC-DNA

Testmicroarray I

Die BAC-DNA-Lösung wurde mit einem Tischspotter (BioOdyssey Calligrapher MiniArrayer; Biozym) auf aminobeschichtete Microarrays (GAPSII-Microarrays, Corning) bei 20 °C und einer relativen Luftfeuchtigkeit von 50 % gespottet (Abb. 11). Es wurde mit vier „Solid Pins" (Spotdurchmesser 200 µm) gespottet, so dass bei jedem Druckvorgang vier BAC-DNA-Lösungen parallel aufgetragen werden konnten. Maximal wurden 16 Microarrays parallel gespottet. Anschließend wurde die DNA auf den Microarrays mit 120 mJ UV-Licht (Stratalinker, Stratagene) mit der Oberfläche vernetzt und für 30 min bei 80 °C inkubiert.

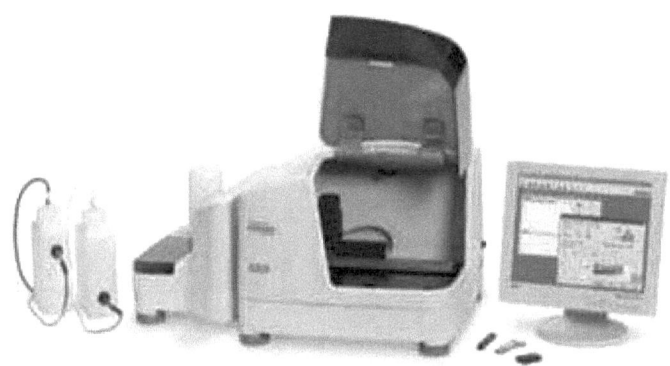

Abb. 11: Tischspotter (BioOdyssey Calligrapher MiniArrayer; Biozym).
Das eigentliche Spottingmodul ist durch ein Luftfeuchtigkeits- und Kühlmodul erweitert und kann softwaregestützt an individuelle Spottinganforderungen angepasst werden.

Spotten der Testmicroarrays II, Testmicroarrays III und des Chromosom 17-Microarrays

Die Testmicroarrays II und III sowie der Chromosom 17 Microarray wurden mit dem Kontaktspotter Qarray^2 der Firma Genetix gespottet (Abb. 12). Die relative Luftfeuchtigkeit betrug 65 % bei 20 °C. Es wurden 12 Split Pins (Stealth Micro Spotting Pins; ArrayIT; SMP3; Spitzen-Durchmesser 75 µm) verwendet, so dass mit jedem Druckvorgang zwölf BAC-DNA-Lösungen parallel aufgetragen werden konnten. Durch Kapillarkräfte konnte jeder Pin 250 nL DNA-Lsg aufsaugen und pro Spotdruck ca. 3 nL Lösung abgeben. Es wurden epoxidbeschichtete Glasobjektträger (Epoxy-Slides, Corning) verwendet. Der Abstand der Spots betrug 250 µm.

A
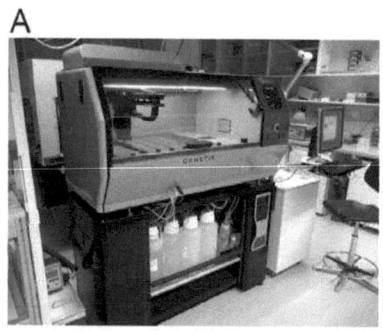

B
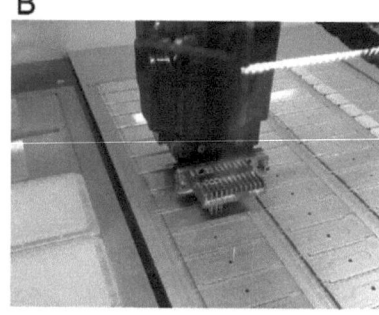

C
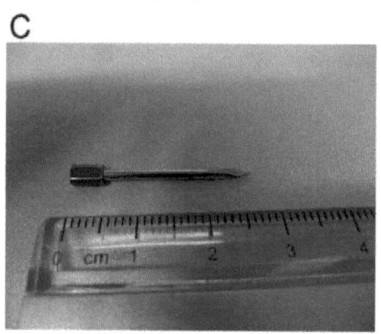

Abb. 12: Spotten der BAC-DNA zur Herstellung von BAC-DNA-Microarrays

A: Kontaktspotter Qarray^2 der Firma Genetix
B: Der Spottingarm trug die Split-Pins zur parallelen Auftragung der BAC-DNA auf die Glasobjektträger
C: Der Split-Pin nahm durch Kapillarkräfte die DNA-Lösung in den Spalt auf

Qualitätsbestimmung der Proben-DNA für die aCGH

In der Publikation von Fuhrmann et al. wird eine starke Abhängigkeit der Qualität einer Array Komparativen Genomischen Hybridisierung von der Qualität des Amplifikats des Einzelzellgenoms beschrieben [57]. Besonders große MseI-Fragmente weisen auf eine gute Qualität des Amplifikats hin. Daher wurden standardmäßig fünf verschiedene MseI-Fragmente deren Größe zwischen 1034 und 1936 bp liegt auf ihr Vorhandensein im MseI-Amplifikat durch eine PCR überprüft. Folgende Oligonukleotidsequenzen (Tabelle 23) und Temperaturprogramm (Tabelle 24) wurden verwendet.

Tabelle 23: Verwendete Oligonukleotidsequenzen zur Qualitätsüberprüfung des Einzelzellamplifikats

Bezeichnung	Sequenz
5`-D3S1514	CAGCCAGCAGAATTATGAG
3`-D3S1514	GGCAACAGAGCAAGATGC
5´-D5S2117	CCAGGTGAGAACCTAGTCAG
3´-D5S2117	ACTGAGTCCTCCAACCATGG
5´-D6S1633	CTCATGGAGCTTATAGCCTG
3´-D6S1633	TGTTCCTTCTGGCTAGCATG
5´-D17S1322	CTAGCCTGGGCAACAAACGA
3´-D17S1322	GCAGGAAGCAGGAATGGAAC
5´-BCR-TT1936	CGTGGACAACTACGGAGTTG
3´-BCR-TT1936	TCAGCCTCAGGACTCTTGT

Tabelle 24: Temperaturprogramm zur Amplifikation mit den Oligonukleotiden aus Tabelle 23

Schritt	Temperatur	Dauer
1.	94 °C	2:00 min
2.	60 °C	0:30 min
3.	72 °C	2:00 min
4.	94 °C	0:15 min
5.	60 °C	0:30 min
6.	72 °C	0:20 min
7.	Wdh. 4.-6. (14 Mal)	
8.	94 °C	0:15 min
9.	60 °C	0:30 min
10.	72 °C	0:30 min
11.	Wdh. 8.-10. (24 Mal)	
12.	72 °C	2:00 min
13.	4 °C	∞

Vorbereitung der Proben-DNA vor aCGH

Direkte Markierung der Proben-DNA

Die Markierung der Test- und Referenz-DNA wurde durch eine Reamplifikation mit unterschiedlich markierten Nukleotiden erreicht. Die Test-DNA wurde dabei stets (außer Farbaustauschexperiment) mit Cy5-markierten Nukleotiden und die Referenz-DNA mit Cy3-markierten Nukleotiden angefärbt. Der folgende Markierungsansatz (Tabelle 25) wurde mit dem Temperaturprogramm aus Tabelle 26 verwendet.

Tabelle 25: Markierungsansatz der Proben-DNA

Volumen	Reagenz
5 µL	ThermoSequenase Reaction Buffer
5 µl	LIB1 (100 µM)
2 µl	9/10 dNTP-Mix
2 µl	Cy3-dUTP (für Referenz-DNA) / Cy5-dUTP (für Test-DNA)
2 µl	Cy3-dCTP (für Referenz-DNA) / Cy5-dCTP (für Test-DNA)
1 µl	ThermoSequenase (5 U/µL)
1,6 µl	Mse1-Amplifikat
84 µl	Wasser (LiChrosolv)

Tabelle 26: Temperaturprogramm zur Markierung der Proben-DNA

Schritt	Temperatur	Dauer
1.	94 °C	1:00 min
2.	60 °C	0:30 min
3.	72 °C	5:00 min
4.	Wdh. 1.-3. (9 Mal)	
5.	4 °C	∞

Aufreinigung und Fällung der markierten Proben-DNA

Nicht eingebaute markierte Nukleotide können nach der Hybridisierung eine Hintergrundfluoreszenz auf dem Microarray verursachen und wurden daher aus dem Amplifikat durch eine Größenausschlusschromatographie entfernt. Dazu wurden Säulen hergestellt, indem eine 1 mL Kunststoffspritze an der Düse mit Glaswolle verschlossen wurde. Anschließend wurde der Hohlraum mit aufgequollenen Sephadex-G50-Perlen (30 g/L in TE-Puffer mit 0,1 % SDS; pH = 8,0) befüllt und überschüssiger Puffer durch Zentrifugation (2 min; 300g) entfernt. Die Säule wurde daraufhin mit der Proben-DNA bzw. Referenz-DNA beladen und nochmals zentrifugiert (2 min; 300g). Die Eluate von Referenz-

und Test-DNA wurden gemischt und mit 80 µL Cot1-DNA (1 µg/µL) versetzt. Durch Zugabe einer NaAc-Lösung (3 M) wurde eine NaAc-Konzentration von 0,3 M eingestellt und dann mit dem 2,5fachen Probevolumen an Ethanol die markierte Proben-DNA über Nacht bei -20 °C präzipitiert.

Array Komparative Genomische Hybridisierung (aCGH)

Die Entwicklung eines neuen Hybridisierungsprotokolls ist Bestandteil des Ergebnisteils. Daher wird im folgenden Methodenteil nur das Endprotokoll dargestellt. Zudem wird für jeden Protokollschritt das Ausgangsprotokoll bzw. die Unterschiede zwischen Ausgangsprotokoll und Endprotokoll beschrieben.

Blockierung und Denaturierung der BAC-Microarrays

Endprotokoll:
Um restliche reaktive Epoxidgruppen auf der Microarrayoberfläche schonend abreagieren zu lassen, wurden die DNA-Microarrays auf einem Orbitalschüttler (30 min; 42 °C; 140 UpM) im Brutschrank in einer Blocklösung (1X SSC; 2 % BSA; pH = 7,4) inkubiert.
Anschließend wurde die doppelsträngige BAC-DNA auf dem Microarray durch Natronlauge (75 mM) für 10 min bei 20 °C unter Schütteln bei 140 UpM denaturiert. Zum Neutralisieren der Lauge wurde drei Mal für je 7 min in 2X SSC inkubiert (20 °C; 140 UpM). Letztlich wurden die Microarrays 1 min mit Wasser gespült (20 °C; 140 UpM) und dann in 50 mL-Falcon-Röhrchen trocken zentrifugiert (450g; 2 min; 20 °C).

Ausgangsprotokoll:
Die Microarrays wurden für 15 min bei 55 °C in SciProcess-Puffer zwei Mal für je 25 min in Wasser bei 25 °C geschwenkt (100 UpM). Nach einem abschließenden Waschschritt in Ethanol wurde wie im Endprotokoll trocken zentrifugiert. Es folgte ein simultaner Blockierungs- und Denaturierungsschritt in einer Lösung (0,1 % SDS; 4X SSC; 0,008 % BSA; 42 % Formamid; pH = 7,4) bei 42 °C für 30 min. Anschließend wurde je 1 min in Wasser und Isopropanol bei 20 °C nachgewaschen und die Microarrays durch Zentrifugation getrocknet.

Prähybridisierung

Endprotokoll:

Um die restlichen minimalen Mengen an *E. coli*-DNA aus der BAC-Präparation abzublocken, wurde mit der reamplifizierten DNA einer MseI-Kontrollamplifikation (MseI-PCR ohne DNA-Zusatz) prähybridisiert. Dazu wurden sechs Reamplifikate von einer MseI-Kontrollamplifikation mit folgenden Reagenzien (Tabelle 27) und Temperaturprogramm (Tabelle 28) hergestellt.

Tabelle 27: 6-fach Reamplifikationsansatz für die Prähybridisierung

Volumen	Reagenz
225 µL	Wasser (LiChrosolv)
30 µl	LIB1 (10 µM)
10,5 µl	dNTPs (10 mM)
30 µl	Expand-Long-Template Puffer 1
0,8 µl	MseI-Kontrollamplifikat
3,0 µl	TaqPolymerase (150 U)

Tabelle 28: Temperaturprogramm zur Reamplifikation des MseI-Kontrollamplifikats

Schritt	Temperatur	Dauer
1.	94 °C	1:00 min
2.	60 °C	0:30 min
3.	72 °C	2:00 min
4.	94 °C	0:30 min
5.	60 °C	0:30 min
6.	72 °C	2:00 min + 20 s/Zyklus
7.	Wdh. 4.-6. (10 Mal)	
8.	4 °C	∞

Die DNA von 300 µL Reamplifikat wurde mit 25 µL Heringssperma-DNA (10 µg/µL) versetzt und durch Zugabe von 32,5 µL NaAc-Lsg (3 M) und 894 µL EtOH über Nacht bei -20 °C präzipitiert.

Am nächsten Tag wurde die DNA durch Zentrifugation (25000g; 4 °C; 45 min) pelletiert, mit 800 µL 70%igem Ethanol gewaschen und erneut unter gleichen Bedingungen zentrifugiert. Nach Entfernung des Überstandes wurde das Pellet getrocknet und in 80 µL Hybridisierungsmix (4 % N-Laurylsarcosin; 50 % Formamid; 8 % Dextransulfat; 2X SSC) gelöst (1 h; 42 °C; 400 UpM). Die DNA wurde 10 min bei 75 °C denaturiert und dann auf den

Microarray pipettiert, mit einem LifterSlip (Abb. 13) bedeckt und für 1 h in einer Prähybridisierungskammer (Steinbrenner, Wiesenbach) bei 42 °C prähybridisiert. Um das Verdunsten der Hybridisierungslösung während der Hybridisierung zu verhindern, wurden 500 µL Lösung (50 % Formamid in 2X SSC) in das Reservoir pipettiert.

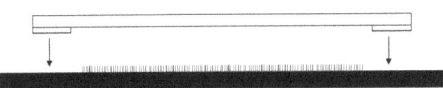

Abb. 13: Schematische Darstellung eines LifterSlips
Ein LifterSlip (hellblau) ist ein präzisionsgeschliffenes Deckgläschen, welches im Gegensatz zu gewöhnlichen Deckgläschen an seinen Enden jeweils einen Abstandshalter besitzt (weiß). Dies führte zu einem definierten Kammervolumen zwischen Microarray (schwarz) und LifterSlip. Somit konnte ein gleichmäßiges Hybridisierungsergebnis zwischen der DNA auf dem Microarray (rot) und der Probe erzielt werden.

Unterschiede zum Ausgangsprotokoll:

Das Ausgangsprotokoll enthielt 4 % SDS im Hybridisierungsmix, welches im Endprotokoll durch 4 % N-Laurylsarcosin ersetzt wurde. Zudem wurde ein Standard-Deckgläschen verwendet. Alle weiteren Parameter wurden beibehalten.

Hybridisierung

Endprotokoll:

Die ausgefällte Proben-DNA (siehe „Aufreinigung und Fällung der markierten Proben-DNA" auf S. 46) wurde parallel mit einem Reamplifikat eines MseI-Kontrollamplifikats (siehe Prähybridisierung) durch Zentrifugation pelletiert, mit 800 µL 70%igem Ethanol gewaschen und erneut abzentrifugiert (25000g; 4 °C; 45 min). Nach Trocknen des Präzipitats wurden beide Ansätze im Hybridisierungsmix (4 % N-Laurylsarcosin; 50 % Formamid; 8 % Dextransulfat; 2X SSC) gelöst (1 h; 42 °C; 400 UpM) und vereinigt. Anschließend wurde die DNA denaturiert (10 min bei 75 °C) und für 45-60 min bei 42 °C inkubiert, um die repetitiven Sequenzen durch Cot1-DNA zu blockieren. Nach Beendigung der Prähybridisierung wurde der Mix für 20 h unter Verwendung von LifterSlips im SlideBooster bei 42 °C hybridisiert. Während der Hybridisierung wurde ein Schüttel/Pause-Verhältnis von 3 s/7 s benutzt.

Unterschiede zum Ausgangsprotokoll:

Im Ausgangsprotokoll wurde keine Negativ-Kontroll-DNA mit in den Hybridisierungsmix gegeben. Außerdem wurde die Zeit zur Blockierung der repetitiven Sequenzen durch Cot1-DNA von 2 Stunden (Ausgangsprotokoll) auf 1 Stunde verringert.

Waschen der BAC-Microarrays

Endprotokoll:

Nach der Hybridisierung wurden die Microarrays jeweils vier Mal für 5 min in Vorwaschlösung (0,2 % Tween-20 in 2X SSC) inkubiert (20 °C; 140 UpM). Anschließend wurden drei stringente Waschschritte in 1X SSC (60 °C; 5 min; 140 UpM) durchgeführt. Nach einer Inkubation von 1 min in 70%igem Ethanol bei 20 °C wurden die Microarrays in Falcon-Röhrchen (50 mL) trocken zentrifugiert (450g; 20 °C).

Ausgangsprotokoll:

Beim Ausgangsprotokoll wurden die Microarrays nach Hybridisierung zunächst in Waschlösung (0,05 % Tween-20 in PBS) bei 20 °C für 5 min auf einem Schüttler bei 125 UpM inkubiert. Es folgt ein stringenter Waschschritt in Formamidlösung (50 % Formamid; 2X SSC; pH = 7,4) bei 42 °C für 30 min, um dann erneut in Waschlösung (0,05 % Tween-20 in PBS; 20 °C, 5 min; 125 UpM) zu inkubieren. Die Microarrays wurden ebenfalls in Falcon-Röhrchen (50 mL) trocken zentrifugiert (450g; 20 °C).

Scannen und Analyse der Microarrays

Die DNA-Microarrays wurden mit einem GenePix® 4400A Microarray Scanner (Axon, Union City, USA) eingelesen. Dabei wurden die Fluoreszenzintensitäten von Cy3 (532 nm) und Cy5 (635 nm) für jeden Pixel auf dem Microarray bestimmt. Mit Hilfe der Analysesoftware GenePix Pro 7 (Axon) wurde eine Maske (Gal-Datei) auf den Microarray gelegt, so dass die Fluoreszenzverhältnisse (Cy5/Cy3) eines jeden Spots ermittelt werden konnten. Softwaregestützt konnte nun eine globale Normalisierung durchgeführt werden. Dazu wurde der Mittelwert der Mediane der Fluoreszenzverhältnisse aller Spots berechnet. Durch Anwendung des errechneten Normalisierungfaktors wurden die Fluoreszenzverhältnisse auf 1 gesetzt, d.h. es wurde davon ausgegangen, dass die Test-DNA auf Chromosom 17 genauso viele Amplifikationen wie Deletionen aufweist. Bei den Testmicroarrays wurde der Normalisierungsfaktor für alle Spots, die nicht auf Chromosom 21 liegen, berechnet. Die erhaltenen Daten wurden in einer GPR-Datei (GenePix Results-Datei) abgespeichert und anschließend bioinformatisch weiter prozessiert.

Die Testmicroarrays und der Chromosom 17-Microarray wurden zunächst eigenständig nach Quackenbush [60] mit Excel (Microsoft) ausgewertet. Dazu wurde das geometrische Mittel der Fluoreszenzverhältnisse der Replikatspots berechnet. Nach Logarithmieren zur Basis 2, wurden die Werte durch einen Median von vier (Testmicroarray II) bzw. fünf (Chromosom 17-Microarray) aufeinanderfolgenden Werten geglättet und entsprechend ihrer Position in einem aCGH-Plot aufgetragen. Die Signifikanzgrenzen wurden für die Testmicroarrays willkürlich auf die einfache (Testchip II) bzw. zweifache (TestchipII) Standardabweichung der Cy5/Cy3-Verhältnisse von allen Spots (außer Spots von Chromosom 21) gesetzt. Für den Chromosom 17-Microarray konnte eine bessere Detektion von Aberrationen mit der T-Statistik erhalten werden.

Für eine umfassendere Normalisierung und Auswertung wurde der Chromosom 17-Microarrays abschließend von Herrn Dr. Thomas Ragg (Dipl.-Informatiker) und Jonas Grote erneut ausgewertet. Zunächst wurden die hintergrundbereinigten Fluoreszenzintensitäten im Cy5-Kanal (R) und im Cy3-Kanal (G) berechnet. Dann wurden für jede Probe die M-Werte (ln R/G) und die dazugehörigen A-Werte (0,5 * ln (R * G)) in einem MA-Diagramm aufgetragen. Um Spots mit zu geringer Signalintensität von der Analyse auszuschließen, wurden alle Signale mit A-Werten kleiner als 2 für die weitere Analyse entfernt. Anschließend wurden alle M-Werte so normalisiert, dass die Verteilung der M-Werte eine Varianz von 1 und den Mittelwert Null aufweist.
Weiter wurden die Mittelwerte der M-Werte der 4 Replikatspots eines jeden BACs berechnet und entlang der Chromosomenachse durch einen Savitzky-Golay-Filter (Radius: 10; Ordnung 2) geglättet. Aufgrund der 10 gemessenen Einzelzellen mit einem nicht aberranten Chromosom 17 (neun normale einzelne Blutzellen und eine Trisomie 21-Einzelzelle) konnte ein „normales" Durchschnittsfluoreszenzverhältnis für jeden BAC berechnet werden. Durch Differenzbildung dieses „Normsignals" mit dem Signal der analysierten DTCs konnten die Fluoreszenzwerte der DTCs weiter normalisiert werden.

Aufbau der BAC-Microarrays

Testmicroarray I und II

Auf dem Testmicroarray I befanden sich zwei Sets aus je 40 BAC-DNA-Präparationen, die einmal semiautomatisch und einmal manuell aufgearbeitet wurden, während auf Testmicroarray II nur semiautomatisch aufgearbeitete Klone gespottet wurden (Tabelle 29). Fünf der BAC-DNA-Präparationen enthielten BAC-DNA, die von Chromosom 21 stammten. Von jedem BAC-Spot lagen zudem 4 Replikate vor. Alle BAC-Klone wurden aus der „FISHmappedClonesV1.3"-Bibliothek von CHORI (Children´s Hospital Oakland Research Institute) entnommen.

Tabelle 29: Verwendete BAC-Klone für Testmicroarray I bzw. II aus der „FISHmappedClonesV1.3"-Bibiliothek (CHORI)

Bezeichnung des Klons im Diagramm	Klonname	Lage im Genom (Chromosom)
1	RP11-110A23	1
2	RP11-248I3	1
3	RP11-69G14	1
4	RP11-30A5	1
5	RP11-246N19	1
6	RP11-89K16	1
7	RP11-89O16	1
8	RP11-89F7	1
9	RP11-89B24	1
10	RP11-89F10	1
11	RP11-151G21	4
12	RP11-35E16	4
13	RP11-276O17	4
14	RP11-118C24	4
15	RP11-119N7	4
16	RP11-80L6	7
17	RP11-80N8	7
18	RP11-80P24	7
19	RP11-80N18	7
20	RP11-81B1	7
21	RP11-235O5	8
22	RP11-252K12	8
23	RP11-287P18	8
24	RP11-31B7	8
25	RP11-92C1	8
26	RP11-90D11	8
27	RP11-90F1	8
28	RP11-90I3	8
29	RP11-90M13	8

30	RP11-90O17	8
31	RP11-221P9	15
32	RP11-28D6	15
33	RP11-2I17	15
34	RP11-106M3	15
35	RP11-46C10	15
36	RP11-30N6	21
37	RP11-108H5	21
38	RP11-74D19	21
39	RP11-32A2	21
40	RP11-61G3	21

Testmicroarray III

Das BAC-Klon Set der Testmicroarrays I und II wurde für den Testmicroarray III durch einige BAC-DNA-Klone aus dem „32k Set" (CHORI) erweitert. Der Testmicroarray III enthielt daher ein BAC-DNA-Klonset aus 65 BAC-Klonen, von denen 7 BAC-Klone von Chromosom 21 stammten. Das BAC-DNA Klonset wurde parallel in drei verschiedenen Spottingpuffern (PBS; PBS/0,005 % SDS; 3X SSC) gespottet. Zudem wurden vier verschiedene BAC-DNA Sets durch Amplifikation von unterschiedlichen Einsatzmengen (125 ng, 25 ng, 5 ng, 1 ng) parallel gespottet. Jeder BAC-Spot wies wie schon bei den ersten beiden Testmicroarrays vier Replikate auf.

Tabelle 30: Verwendete BAC-Klone für den Testmicroarray III aus der „FISHmappedClonesV1.3"-Bibiliothek (CHORI)

Bezeichnung des Klons im Diagramm	Bezeichnung des Klons	Lage im Genom (Chromosom)
1	RP11-110A23	1
2	RP11-248I3	1
3	RP11-69G14	1
4	RP11-30A5	1
5	RP11-246N19	1
6	RP11-89K16	1
7	RP11-89O16	1
8	RP11-89F7	1
9	RP11-89B24	1
10	RP11-89F10	1
11	RP11-151G21	4
12	RP11-35E16	4
13	RP11-276O17	4
14	RP11-118C24	4
15	RP11-119N7	4
16	RP11-103L11	5

17	RP11-260E18	5
18	RP11-5N11	5
19	RP11-252I13	5
20	RP11-21C10	5
21	RP11-86C20	5
22	RP11-170L13	5
23	RP11-80L6	7
24	RP11-80N8	7
25	RP11-80P24	7
26	RP11-80N18	7
27	RP11-81B1	7
28	RP11-235O5	8
29	RP11-252K12	8
30	RP11-287P18	8
31	RP11-31B7	8
32	RP11-92C1	8
33	RP11-90D11	8
34	RP11-90F1	8
35	RP11-90I3	8
36	RP11-90M13	8
37	RP11-90O17	8
38	RP11-62L9	15
39	RP11-99L18	15
40	RP11-221P9	15
41	RP11-28D6	15
42	RP11-2I17	15
43	RP11-106M3	15
44	RP11-46C10	15
45	RP11-57P19	15
46	RP11-26N16	17
47	RP11-135N5	17
48	RP11-55C13	17
49	RP11-89A15	17
50	RP11-100L12	17
51	RP11-73F15	17
52	RP11-268H17	17
53	RP11-29C11	17
54	RP11-266I24	17
55	RP11-110H20	17
56	RP11-52B5	17
57	RP11-160F4	4
58	RP11-96H21	10 (21)*
59	RP11-108H5	21
60	RP11-74D19	21
61	RP11-32A2	21
62	RP11-30N6	21
63	RP11-61G3	21
64	RP11-14B21	21
65	RP11-114H1	21

* Eine FISH-Sonde, die aus diesem BAC-Klon hergestellt wurde, hybridisierte ausschließlich auf Chromosom 10. Offensichtlich ist die Lagebezeichnung in der Bibliothek mit Chromosom 21 falsch angegeben. Bei der aCGH-Analyse wurde dieser BAC-Klon daher als Chromosom 10 zugehörig ausgewertet.

Chromosom 17-Microarray

Für den Chromosom 17-Microarray wurden alle RP11-Klone des „32k Sets", welche laut Angabe des Herstellers auf Chromosom 17 lokalisiert sind, verwendet. Klone mit dem Kürzel „CTD" im Klonnamen wurden von der Aufarbeitung ausgeschlossen, da diese keine PI-SceI-Schnittstelle im BAC-Vektor aufweisen.

Fluoreszenz in situ Hybridisierung (FISH) auf Metaphasen-Objektträgern

Für die FISH auf Metaphasen-Objektträgern wurden die gleichen Metaphasen-Objektträger wie für die CGH verwendet. Die Herstellung ist daher unter „Herstellung von Objektträgern mit Metaphasen" auf S. 30 beschrieben.

Generierung der FISH-Sonden

Zunächst musste sicher gestellt werden, dass die BAC-Klone, welche in der BAC-Klonbibliothek als BAC-Klone von Chromosom 21 bezeichnet wurden (Tabelle 31), auch wirklich DNA von Chromosom 21 enthielten, da sie nur dann zur Detektion einer Trisomie 21 einer Einzelzelle geeignet waren. Daher wurden die entsprechenden BAC-Klone markiert und als FISH-Sonde für eine Hybridisierung auf Metaphasen-Chromosomen verwendet. Da eine indirekte Zweifarben-FISH durchgeführt wurde, bei der jeweils zwei unterschiedlich markierte FISH-Sonden auf einen Metaphasen-Objektträger kohybridisiert wurden, erfolgte die Markierung der BAC-DNA mit Biotin- bzw. Digoxigenin-markierten Nukleotiden. Die BAC-DNA wurde entsprechend dem Markierungsansatz aus Tabelle 32 mit einem geeigneten Temperaturprogramm (Tabelle 33) markiert.

Tabelle 31: BAC-Klone mit Lagebezeichnung auf Chromosom 21

Klonname	Markierung
RP11-96H21	Biotin
RP11-108H5	Biotin
RP11-74D19	Digoxigenin
RP11-32A2	Biotin
RP11-30N6	Digoxigenin
RP11-61G3	Digoxigenin
RP11-14B21	Biotin
RP11-114H1	Digoxigenin

Tabelle 32: Ansatz zur Markierung des BAC-MseI-Amplifikats

Volumen	Reagenz
12 µL	Expand-Long-Template Puffer 1
24 µL	Cab21 (10 µM)
4,5 µL	7/8 dNTP-Mix
5,25 µL	Biotin-dUTP (1 mM) bzw. Digoxigenin-dUTP (1 mM)
2,25 µL	Taq-Polymerase (50 U/µL)
72,75 µL	Wasser (LiChrosolv)
1,5 µL	BAC-MseI-Amplifikat

Tabelle 33: Temperaturprogramm zur Markierung der BAC-MseI-Amplifikate

Schritt	Temperatur	Dauer
1.	94 °C	1:00 min
2.	60 °C	0:30 min
3.	72 °C	2:00 min
4.	94 °C	1:00 min
5.	60 °C	0:30 min
6.	72 °C	2:00 min + 20 s/Zyklus
7.	Wdh. 4.-6. (9 Mal)	
8.	4 °C	∞

Nach Zugabe von 120 µL Cot1-DNA (1 µg/µL) und 15 µL Heringssperma-DNA (10 µg/µL) wurde die DNA durch Zugabe des 0,1fachen Volumens NaAc-Lösung (3M) mit dem 2,5fachen Volumen Ethanol über Nacht bei -20 °C präzipitiert. Nach Pelletieren (45 min; 25000g; 4 °C), Waschen mit 70%igem Ethanol und erneutem Zentrifugieren (45 min; 6000g; 4 °C) wurde das DNA-Pellet getrocknet und dann in 7 µL CEP-Hybridisierungspuffer (Vysis) und 3,5 µl Wasser bei 74 °C für 10 min gelöst.

Hybridisierung

Nach Eintauchen der Metaphasen-Objektträger in 2X SSC wurde für 2 min bei 37 °C in einer Pepsinlösung (0,5 % Pepsin in Salzsäure (10 mM)) inkubiert. Anschließend wurden die Objektträger 3 Mal für je 5 min in PBS bei 130 UpM auf einem Orbitalschüttler gewaschen. Es folgten drei Inkubationsschritte für je 3 min in eiskaltem 70%igen Ethanol, 85%igen Ethanol und absolutem Ethanol. Nach der Trocknung bei 20 °C folgte ein Denaturierungsschritt bei 70 °C für 105 s in Formamidlösung (70 % Formamid in 2X SSC;

pH = 7,0). Die Objektträger wurden anschließend erneut für je 3 min in eiskaltem 70%igen Ethanol, 85%igen Ethanol und absoluten Ethanol inkubiert, bevor sie bei 20 °C getrocknet wurden. Die im Hybridisierungsmix gelöste Sonden-DNA wurde auf den Objektträger aufgetragen, ein Deckgläschen aufgelegt und die Ränder mit Fixogum versiegelt. Die Hybridisierung fand in einer feuchten Kammer bei 42 °C für 16 h statt. Am nächsten Tag wurden die Objektträger für 5 min in einer Waschlösung (4X SSC mit 0,2 % Tween-20 pH = 7,4) bei 20 °C gewaschen. Es folgten drei stringente Waschschritte für je 5 min bei 42 °C in Formamidlösung (50 % Formamid in 2X SSC pH = 7,4). Nach dreimaliger Inkubation für je 5 min in SSC bei 42 °C erfolgte ein abschließender Waschschritt für 1 min in PBS mit 0,2 % Tween-20 bei 42 °C. Vor der Antikörperinkubation wurden unspezifische Bindungsstellen auf den Objektträgern mit 1 mL einer Blockierungslösung (3 % BSA, 5 % FCS, 0,2 % Tween in PBS) für 30 min bei 42 °C in einer wasserdampfgesättigten Kammer geblockt. Nach kurzem Eintauchen in PBS mit 0,2 % Tween-20 und Auftragen von 200 µL einer Antikörperlösung (Tabelle 34) auf die Objektträger wurde für 60 min bei 37 °C unter einem Deckgläschen inkubiert.

Tabelle 34: Zusammensetzung der Antikörperlösung

Menge	Reagenz
20 mg	BSA
100 mg	FCS
180 µL	PBS mit 0,2 % Tween-20
20 µL	Anti-Digoxigenin-FITC
2 µL	Avidin-Cy3.5

Abschließend wurden die Objektträger 3 Mal für je 5 min auf dem Schüttler (130 UpM) bei 42 °C in 4X SSC mit 0,2 % Tween-20 gewaschen. Die Bänderung wurde durch ein zweiminütiges Anfärben mit 1 mL einer DAPI-Lösung (2 µg/mL DAPI; 0,2 % Tween-20 in 4X SSC) erzielt. Anschließend wurden die Objektträger für 30 s in destilliertem Wasser gewaschen, bei 20 °C getrocknet, und mit Vectashield H-1000 eingedeckelt.

Auswertung

Pro hybridisierter BAC-DNA wurden mindestens vier Metaphasen mit Hilfe eines Fluoreszenzmikroskops, einer angegliederten CCD-Kamera sowie der Software Leica-QFISH erfasst. Dabei konnten nach der Aufnahme von Bilderserien mit den Fluoreszenzfiltern DAPI, FITC und Cy3.5 die BAC-Klone auf ihre chromosomale Lokalisation überprüft werden.

FISH auf FFPE-Zelllinienmicroarray

Der freundlicherweise von PD Dr. Gero Brockhoff zur Verfügung gestellte FFPE-Zelllinien-Microarray beinhaltete u. a. die Zelllinien BT474, T47D und SKBR3.

Generierung der FISH-Sonden für FFPE-Zelllinien Mikromicroarray

Zur Herstellung von FISH-Sonden wurde das BAC-MseI-Amplifikat einiger BAC-Klone (Tabelle 35) direkt markiert. Dazu wurden Cy3-markierte Nukleotide in einem Amplifikationsmix (Tabelle 36) mit einem geeigneten Temperaturprogramm (Tabelle 37) verwendet.

Tabelle 35: Für die Markierungsreaktion verwendete BAC-Klone

BAC-Klonname	Startposition auf Chromosom 17
RP11-521P1	32783664
RP11-286M19	77867156
RP11-364P14	51347881
RP11-62 P3	37565262
RP11-420B16	46969126
RP11-265N1	57870656
RP11-775A4	71181556

Tabelle 36: Amplifikationsmix zur Markierung der FISH-Sonden

Volumen	Reagenz
5 µL	ThermoSequenase Reaction Buffer
5 µL	Cab21 (100 µM)
2 µL	9/10 Mix dNTP-Mix
2 µL	Cy3-dCTP (1 mM)
2 µL	Cy3-dUTP (1mM)
1 µL	ThermoSequenase (32 U/µL)
1,6 µL	BAC-MseI-Amplifikat
84 µL	Wasser (LiChrosolv)

Tabelle 37: Temperaturprogramm zur Markierung des BAC-MseI-Amplifikats

Schritt	Temperatur	Dauer
1.	94 °C	1:00 min
2.	60 °C	0:30 min
3.	72 °C	5:00 min
4.	Wdh. 1.-3. (9 Mal)	
5.	4 °C	∞

Das Amplifikat wurde über eine Sephadex G50-Säule aufgereinigt (siehe Aufreinigung und Fällung der markierten Proben-DNA auf S. 46) und mit 80 µL Cot1-DNA (1 µg/µL) und 20 µL Heringssperma-DNA (10 µg/µL) versetzt. Anschließend wurde die DNA über Nacht durch Zugabe von 20 µL NaAc-Lösung (3 M, pH = 5,2) und 250 µL Ethanol bei -20 °C präzipitiert. Nach Pelletieren der DNA (45 min; 25000g; 4 °C), Waschen mit 800 µL Ethanol (70 %) und erneutem Zentrifugieren (30 min; 25000g; 4 °C) wurde das getrocknete DNA-Pellet nach Zugabe von 0,5 µL CEP17-Sonde in 7 µL CEP-Hybridisierungspuffer (Vysis) und 3 µL Wasser gelöst.

Hybridisierung

Um das Paraffin zu entfernen, wurden die Objektträger zunächst für 30 min auf 72 °C erwärmt, so dass das Paraffin ablaufen konnte. Anschließend wurden die FFPE-Zellinien-Microarrays zwei Mal für je 10 min in Xylol inkubiert, um das Paraffin auszuwaschen. Bei -20 °C erfolgt eine Fixierung durch drei 20-minütige Inkubationsschritte der Microarrays in Methanol/Eisessig-Fixativ (75 mL Methanol; 25 mL Eisessig), Aceton und Methanol mit anschließenden Waschschritten in Ethanol (100 %; 5 min; 20 °C), Ethanol (85 %; 5 min; 20 °C); Ethanol (70 %; 5 min; 20 °C). Nach Eintauchen in Wasser folgte eine Inkubation für 40 min bei 95 °C in Natriumcitratlösung (10 mM; pH = 6,0) und ein Denaturierungsschritt in Pepsinlösung (0,1 % in 10 mM HCl) bei 37 °C für 10 min. Vor Beginn der Denaturierung und Hybridisierung folgten fünf kurze Waschschritte (10 s) in Wasser, 2X SSC, 70%igem Ethanol, 85%igem Ethanol und absolutem Ethanol. Nachdem der Hybridisierungsmix mit der gelösten Sonden-DNA auf die Objektträger aufgetragen und mit Fixogum versiegelt wurde, folgt ein Denaturierungsschritt für 10 min auf der 80 °C heißen Heizplatte. Anschließend erfolgte die Hybridisierung bei 37 °C für 16 Stunden in der feuchten Kammer. Am nächsten Tag wurden die Microarrays bei 50 °C für je 10 min in 4X SSC mit 0,3 % Triton-X100, 2X

SSC und 1X SSC gewaschen. Die getrockneten Microarrays wurden mit 2 Tropfen Vectashield-DAPI eingedeckelt und anschließend mikroskopisch ausgewertet.

Auswertung

Zur mikroskopischen Auszählung der FISH-Signale wurde ein Axio Imager Z.1 verwendet. Ein DAPI-Filter zur Lokalisierung der Zellkerne und zwei geeignete Filter für die Zentromer-Fluoreszenz (Aqua; Anregung: 436 nm; Emission: 480 nm) bzw. BAC-spezifische Fluoreszenz (Cy3; Anregung: 545 nm; Emission: 610 nm) wurden ausgewählt. Repräsentative Bereiche der mikroskopierten Zellen wurden schichtweise (Z-Stapel) fotografiert um Signalverluste außerhalb der Fokusebene auszuschließen. Die Zusammenführung der einzelnen Bilder erfolgte nach softwaregestützer Optimierung digital mit Hilfe der AxioVision 4.5 Software. Dabei wurden die lokusspezifischen Fluoreszenzsignale von jeweils mindestens 30 Zellkernen ausgezählt und das Gen/Zentromer-Ratio berechnet. Sobald die Anzahl der ausgezählten BAC-Sondensignale höher als die ausgezählten Zentromersignale desselben Chromosoms (hier Chromosom 17) in einer Zelle waren, wurde eine Amplifikation detektiert (BAC-Sonde-zu-Zentromer-Ratio > 1). Entsprechend wurde eine Deletion festgestellt, wenn die Anzahl der BAC-Sondensignale geringer als die Anzahl der entsprechenden Zentromersignale war (BAC-Sonde-zu-Zentromer-Ratio < 1).

Statistische Auswertungen

Wilcoxon-Test

Da die Anzahlen an genomischen Aberrationen innerhalb der DTCs-Populationen nicht normalverteilt sind (getestet mit Shapiro-Wilk-Test), wurde mit dem Wilcoxon-Test untersucht, ob sich die mediane Anzahl der Aberrationen (MAN) zweier DTC-Populationen signifikant voneinander unterscheiden. Das verwendete Programm wird im Internet unter: http://faculty.vassar.edu/lowry/VassarStats.html zur Verfügung gestellt.

Fischer Exakt Test

Mit dem zweiseitigen Fischer Exakt Test konnte überprüft werden, ob die Anzahl an DTCs mit einer gewissen Aberration zwischen zwei DTC-Populationen signifikant unterschiedlich sind. Auch zur Durchführung von diesem Test wurde die Internetseite http://faculty.vassar.edu/lowry/VassarStats.html verwendet.

SPSS-Analyse

Für die statistische Auswertung der Patientendaten und die graphische Darstellung von Kaplan-Meier Kurven wurde die Software „SPSS V13.0" verwendet. Dabei wurde zunächst der Einfluss von verschiedenen Risikofaktoren auf das Überleben durch eine univariate Analyse bestimmt. Durch eine anschließend durchgeführte multivariate Überlebensanalyse (Methode: „vorwärts LR") wurden die unabhängigen Risikofaktoren für das Überleben bestimmt. Dabei wurden Patienten, die innerhalb eines Monats nach Operation verstorben sind von der Analyse ausgeschlossen, da es sich um operationsbedingte Sterbefälle handelte. Des Weiteren wurden Patienten mit Fernmetastasen oder die nicht rückstandsfrei reseziert werden konnten von der Überlebensanalyse ausgeschlossen.

Ergebnisse

Detektion von disseminierten Tumorzellen (DTCs)
Etablierung einer Doppelfärbung gegen CK18 und EpCAM

Um die DTCs in Knochenmarkpräparaten bzw. Lymphknotenpräparaten auf zwei epitheliale Antigene (CK18/EpCAM) simultan untersuchen zu können, wurde eine Doppelimmunfluoreszenzfärbung etabliert. Dazu wurden zwei Modellzelllinien (SW480 und Kyse30), die positiv für beide epitheliale Antigene sind, verwendet. Die Spezifität der eingesetzten Primärantikörper für die Immunfluoreszenzfärbung wurde durch Isotypkontroll-Antikörper bestätigt (Abb. 14). Die Visualisierung erfolgte durch fluorophorgekoppelte Sekundärantikörper (Alexa 488) bzw. F_{ab}-Fragmente (Cy3).

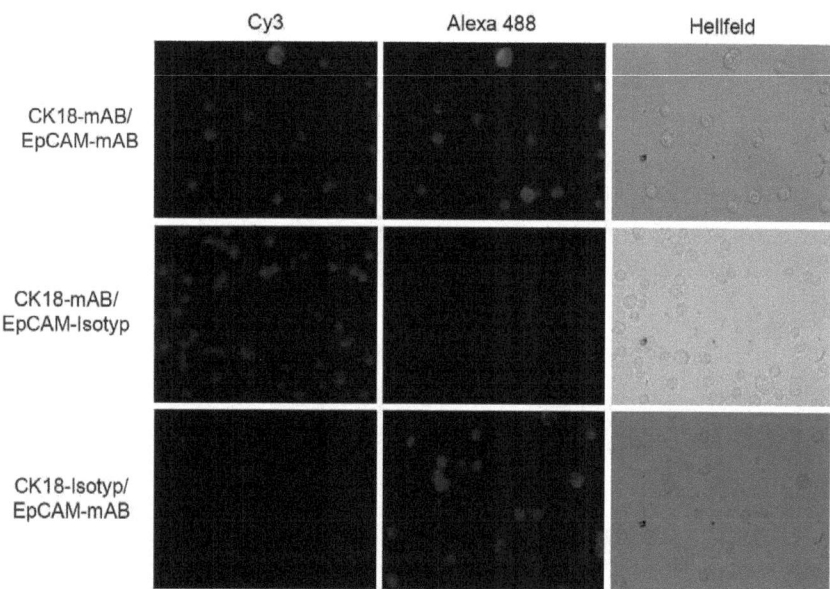

Abb. 14: Etablierung der Immunfluoreszenz-Doppelfärbung
Dargestellt ist die Doppelfärbung von EpCAM und CK unter Verwendung von Cy3-markierten F_{ab}-Fragmenten (bindet CK18-mAB sowie CK18-Isotyp) sowie Alexa 488-markierten Sekundärantikörpern (detektiert EpCAM-mAB bzw. EpCAM-Isotyp). Beide Antigene (CK18 rot; EpCAM grün) werden in Kyse30-Zellen kodetektiert (erste Reihe). Die zweite Reihe zeigt die Spezifität des EpCAM-Antikörpers, da nur CK18 detektiert wird, jedoch kein starkes Fluoreszenzsignal durch den EpCAM-Isotypantikörper verursacht wird. Der Einsatz eines Kontrollantikörpers, der dem Isotyp des verwendeten CK18-Antikörpers entspricht, führt zu keiner Färbung, während der EpCAM-Antikörper spezifisch EpCAM detektiert. Die Spezifität des CK18-Antikörpers ist somit ebenfalls bestätigt (dritte Reihe).

CK18/EpCAM-Doppelfärbung von Knochenmark- und Lymphknotenpräparaten von Ösophaguskarzinompatienten

Im Rahmen der vorliegenden Studie wurde ein prospektiv erstelltes Patientenkollektiv aus insgesamt 68 Ösophaguskarzinompatienten untersucht, bei denen Lymphknoten bzw. Knochenmarkaspirate entnommen wurden (Tabelle 38).

Tabelle 38: Klinische Daten des Patientenkollektivs

	Patienten		KM-Aspirate		Lymphknoten		Patienten für Überlebensanalyse	
	Anzahl	[%]	Anzahl	[%]	Anzahl	[%]	Anzahl	[%]
	68	[100]	61	[100]	16	[100]	43	[100]
Geschlecht								
männlich	54	[79]	48	[79]	14	[88]	32	[74]
weiblich	14	[21]	13	[21]	2	[12]	11	[26]
Histologie								
Plattenepithelkarzinom	17	[25]	16	[26]	2	[12]	9	[21]
Adenokarzinom	51	[75]	45	[74]	14	[88]	34	[79]
Primärtumorgröße								
Carcinoma in situ	1	[1]	1	[2]	0	[0]	1	[2]
pT1-2	32	[47]	29	[47]	8	[50]	26	[60]
pT3-4	35	[51]	31	[51]	8	[50]	16	[37]
lokale Lymphknotenmetastasen								
pN0	19	[27]	17	[28]	3	[19]	16	[37]
pN1-2	49	[72]	44	[72]	13	[81]	27	[63]
Fernmetastasen								
M0	64	[94]	57	[93]	14	[88]	43	[100]
M1	4	[6]	4	[7]	2	[12]	0	[0]
Differenzierungsgrad								
G1	0	[0]	0	[0]	0	[0]	0	[0]
G2	27	[40]	24	[39]	6	[38]	19	[50]
G3	24	[35]	20	[33]	10	[62]	19	[50]
nicht bestimmbar*	17	[25]	17	[28]	0	[0]	0	[0]
Resektionsrand								
R0	54	[79]	49	[80]	13	[81]	43	[100]
R1-2	8	[12]	6	[10]	3	[19]	0	[0]
nicht bestimmbar**	6	[9]	6	[10]	0	[0]	0	[0]
DTC-Status								
positiv	29	[43]	18	[30]	11	[69]	18	[42]
negativ	39	[57]	43	[70]	5	[31]	25	[58]

*: Der Differenzierungsgrad von ausschließlich radiotherapierten Patienten ist nicht und bei neoadjuvant therapierten Patienten nur teilweise bestimmbar.
**: Der Resektionsrandstatus von ausschließlich radiotherapierten Patienten ist nicht bestimmbar.

Es wurden die mononukleären Zellen von 16 Lymphknoten und 61 Knochenmarkaspiraten isoliert und mit der etablierten CK18/EpCAM-Doppelfärbung untersucht. Im Folgenden werden die detektierten Zellen als DTCs bezeichnet, da ausreichend in der Literatur gezeigt wurde, dass es sich hierbei meist um Tumorzellen handelt [41, 42]. Von den untersuchten Lymphknotenpräparaten wiesen 69 % (11/16) DTCs auf. Im Gegensatz dazu konnte nur in 30 % (18/61) der Knochenmarkpräparate DTCs detektiert werden (Abb. 15). Stoecklein et al. analysierten lediglich ein Antigen (CK oder EpCAM) in den untersuchten Organen. Für einen direkten Vergleich mit Stoecklein et al., wurde daher die Häufigkeit der DTCs im Lymphknoten bzw. Knochenmark unter Nichtbeachtung von EpCAM im Knochenmark bzw. CK im Lymphknoten bestimmt. Dabei wurden in 28 % (17/61) der Knochenmarkaspirate und 45 % (5/11) der Lymphknoten EpCAM$^+$-DTCs nachgewiesen.

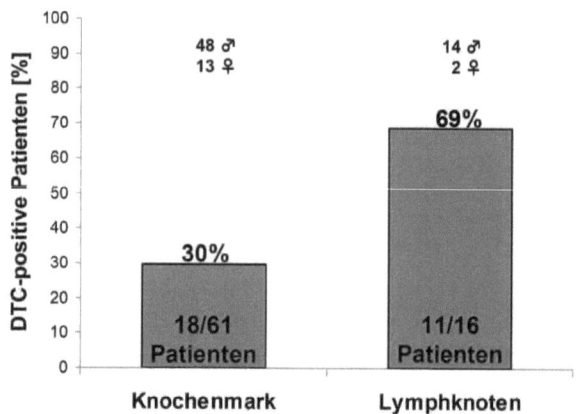

Abb. 15: Häufigkeit der DTC-positiven Patienten nach Untersuchung von Knochenmark bzw. Lymphknotenpräparaten

Interessanterweise war auch die Anzahl der DTCs in den Lymphknoten (Median der DTC-Anzahl: 5) höher als in den Knochenmarkaspiraten (Median der DTC-Anzahl: 1). Insgesamt lagen von neun Patienten sowohl Lymphknotenpräparate wie auch Knochenmarkaspirate vor. Sieben Patienten wiesen DTCs im Lymphknoten auf, aber nur bei einem konnten auch DTCs im Knochenmark detektiert werden.

Durch die CK18/EpCAM-Doppelfärbung konnten in den Knochenmark- und Lymphknotenpräparaten verschiedene Subgruppen von DTCs detektiert werden. Alle drei möglichen Markerkombinationen wurden detektiert (Abb. 16)

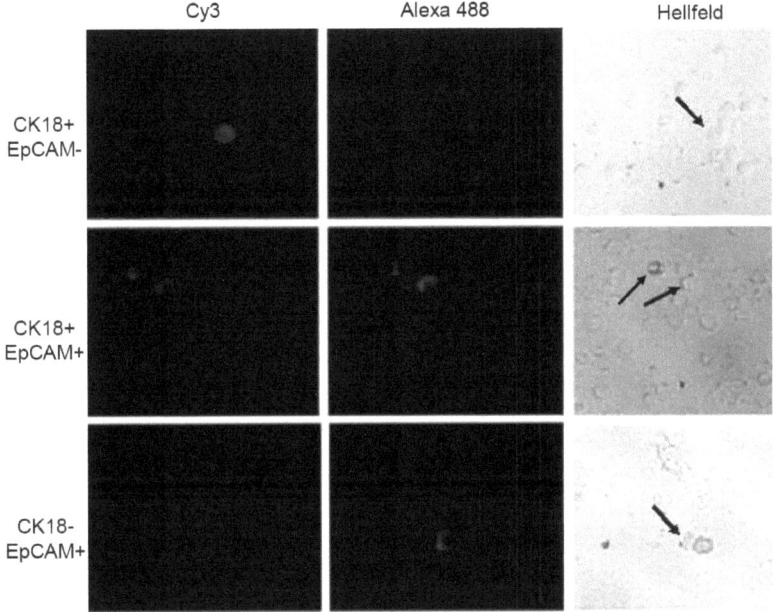

Abb. 16: Detektion von DTC-Subgruppen anhand der CK18/EpCAM-Doppelfärbung
Um DTC-Subgruppen in Knochenmark- bzw. Lymphknoten-Präparaten zu detektieren, wurde mit je 1 Million Zellen eine indirekte Immunfluoreszenzdoppelfärbung unter Verwendung von Cy3-markierten (rot) F_{ab}-Fragment) für die Detektion von CK18 und Alexa 488-markierten (grün) Sekundärantikörpern für die Detektion von EpCAM durchgeführt. Die meisten detektierten DTCs in den Knochenmark- und Lymphknoten-Präparaten waren CK18-positiv (CK18$^+$) und EpCAM-negativ (EpCAM$^-$) (erste Reihe). Teilweise wurden doppelt-positive (CK18$^+$/EpCAM$^+$) DTCs detektiert (zweite Reihe). Selten konnten ausschließlich EpCAM$^+$-Zellen detektiert werden (dritte Reihe). Pfeile identifizieren die jeweiligen DTCs im Hellfeld.

16/18 (89 %) der Knochenmarkaspirate bzw. 10/11 (91 %) der Lymphknoten aus den DTC-positiven Patienten wiesen Tumorzellen auf, die CK$^+$/EpCAM$^-$ waren. Bei einigen der Patienten konnten doppelt-positive (CK$^+$/EpCAM$^+$) DTCs im Knochenmark (2/18 = 11 %) bzw. Lymphknoten (5/11 = 45 %) detektiert werden. Nur in Einzelfällen (1/18 = 6 % im Knochenmark bzw. 3/11 = 27 % im Lymphknoten) konnten CK$^-$/EpCAM$^+$-DTCs nachgewiesen werden (Abb. 17). Pro Patient wurde dabei maximal eine einzige CK$^-$/EpCAM$^+$-DTC detektiert, wohingegen pro Patient teilweise mehrere doppelt-positive DTCs detektiert werden konnten.

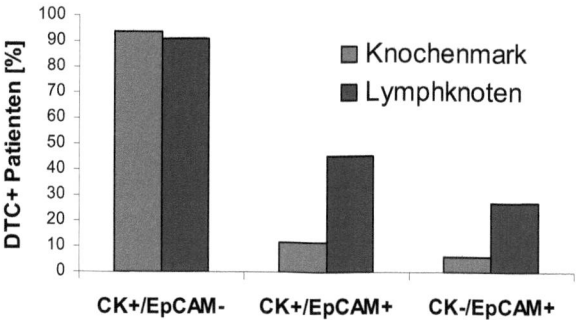

Abb. 17: Verteilung der verschiedenen DTC-Subpopulationen im Knochenmark und Lymphknoten von DTC⁺-Ösophaguskarzinompatienten
Knochenmarkaspirate von 18 Patienten (blau) bzw. Lymphknotenpräparate von 11 Patienten (violett) wurden auf das Vorhandensein von DTCs mit Hilfe einer Doppelfärbung gegen CK und EpCAM untersucht. Da einige Patienten mehrere DTCs mit unterschiedlicher Markerkombination aufwiesen, überschreitet die Summe der Balken 100 %.

Prognostische Bedeutung der Expression von CK18 und EpCAM in/auf DTCs

Ob die einzelnen DTC-Subpopulationen einen unterschiedlichen Einfluss auf das Überleben der Patienten haben, wurde durch univariate Überlebensanalysen überprüft und anhand von Kaplan-Meier-Kurven dargestellt. Von der Überlebensanalyse wurden solche Patienten ausgeschlossen, die zum Zeitpunkt der Operation bereits Metastasen aufwiesen, bei denen das Karzinom nicht vollständig entfernt werden konnte oder die innerhalb eines Monats nach der Operation verstorben waren. Somit standen für die Überlebensanalysen lediglich 43 Patienten zur Verfügung (Tabelle 38). Die Patienten konnten aufgrund der Verteilung der epithelialen Marker in/auf den DTCs in verschiedene Gruppen eingeteilt werden. Neben den Patienten, die keine detektierbaren DTCs aufwiesen (25/43 = 58 %), gab es Patienten (14/43 = 33 %), die ausschließlich eine der drei möglichen Markerkombination (CK⁺/EpCAM⁻; CK⁺/EpCAM⁺; CK⁻/EpCAM⁺) in/auf den DTCs exprimierten. Zusätzlich gab es Patienten, bei denen in demselben Präparat DTCs mit verschiedenen Markerkombinationen [CK⁺/EpCAM⁻ und CK⁺/EpCAM⁺ (2 %); oder CK⁺/EpCAM⁻ und CK⁺/EpCAM⁺ und CK⁻/EpCAM⁺ (4 %)] detektiert werden konnten. In der univariaten Überlebensanalyse wurden zunächst die beiden untersuchten Entitäten (Knochenmark und Lymphknoten) zusammengefasst analysiert (Abb. 18).

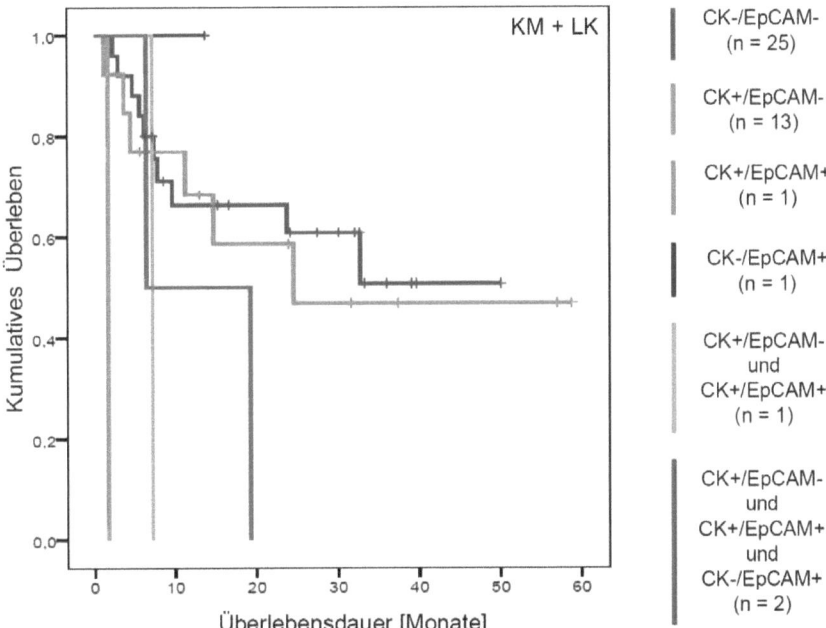

Abb. 18: Einfluss des Vorhandenseins von DTCs mit unterschiedlichen Kombinationen epithelialer Marker auf das Überleben der Patienten
In die Überlebensanalyse wurden insgesamt 43 Patienten einbezogen, welche keine (n = 25, blaue Kurve), $CK^+/EpCAM^-$ (n = 13, grüne Kurve), $CK^+/EpCAM^+$ (n = 1, hellblaue Kurve), $CK^+/EpCAM^-$ und $CK^+/EpCAM^+$ (n = 1, violette Kurve) oder $CK^+/EpCAM^-$ und $CK^+/EpCAM^+$ und $CK^-/EpCAM^+$-DTCs(n = 2, rote kurve) in ihren Knochenmark- und/oder Lymphknoten-Präparaten aufwiesen.

Tendenziell kann man erkennen, dass Patienten ohne DTCs die beste Überlebenswahrscheinlichkeit aufweisen (Abb. 18; blaue Kurve). Im Vergleich dazu zeigen Patienten, bei denen ausschließlich $CK^+/EpCAM^-$-DTCs detektiert werden konnten, ein marginal verringertes Überleben in der Kaplan-Meier-Kurve (Abb. 18 grüne Kurve). Aus den übrigen vier Patientengruppen hat bisher kein Patient länger als 19 Monate nach der Operation überlebt. Auffällig in diesen vier Patientengruppen ist das gemeinsame Auftreten von $EpCAM^+$-DTCs im Lymphknoten oder dem Knochenmark.

Um den Einfluss von $EpCAM^+$-DTCs auf das Überleben genauer zu analysieren, wurden jene Patienten, welche mindestens eine $EpCAM^+$-DTC aufwiesen, als gemeinsame Gruppe definiert. Das Gesamtüberleben der Patienten mit $EpCAM^+$-DTCs wurde mit dem Überleben der Patienten, bei denen keine $EpCAM^+$-DTCs detektiert werden konnte, direkt verglichen (Abb. 19). Es zeigte sich ein signifikant (p = 0,045) kürzeres Überleben bei Patienten, die $EpCAM^+$-DTCs im Knochenmark oder Lymphknoten aufwiesen.

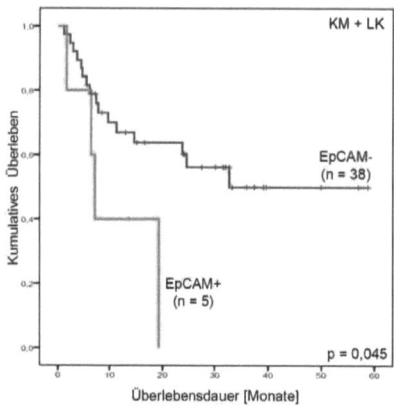

Abb. 19: Einfluss von $EpCAM^+$-DTCs im Knochenmark und/oder Lymphknoten auf das Überleben von Ösophaguspatienten
Patienten mit $EpCAM^+$-DTCs (n = 5, grüne Kurve) zeigen ein signifikant schlechteres (p = 0,045) Überleben als Patienten, die keine $EpCAM^+$-DTC (n = 30, blaue Kurve) aufweisen.

Analog zur Überlebensanalyse von Patienten, die $EpCAM^+$-DTCs oder $EpCAM^-$-DTCs aufwiesen, wurden das Überleben der Patienten mit CK^+-DTC bzw. CK^--DTCs verglichen (Abb. 20). Es zeigte sich, dass Patienten mit CK^+-DTCs im Knochenmark bzw. Lymphknoten tendenziell kürzer überlebten als Patienten ohne CK^+-DTCs. Jedoch konnte kein signifikanter Unterschied (p = 0,207) nachgewiesen werden.

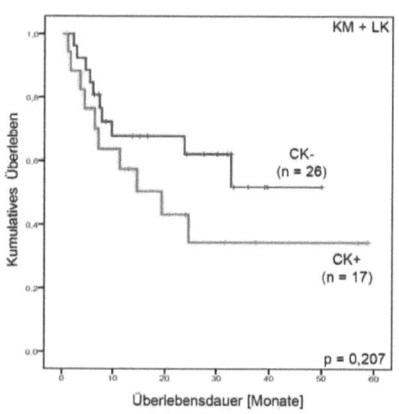

Abb. 20: Einfluss von CK^+-DTCs im Knochenmark und Lymphknoten auf das Überleben von Ösophaguspatienten
Patienten mit CK^+-DTCs (n = 17, grüne Kurve) zeigen nur ein geringfügig schlechteres Überleben als Patienten, die keine CK^+-DTCs aufweisen (n = 26, blaue Kurve).

Bisher wurden die Befunde der beiden untersuchten Organe (Knochenmark und Lymphknoten) zusammen analysiert. Aufgrund der geringen Patientenzahl kann eine getrennte Betrachtung von Knochenmark und Lymphknoten vor allem für die Lymphknotenpräparate nur unter Vorbehalt ausgewertet werden. Dennoch wird bei Auftreten von EpCAM⁺-DTCs im Knochenmark eine tendenziell geringere Überlebensdauer festgestellt als bei Patienten, die keine EpCAM⁺-DTCs im Knochenmark aufwiesen (p = 0,117; Abb. 21 A). Bei Detektion von CK⁺-DTCs im Knochenmark von Patienten kann keine signifikant verringerte Überlebensdauer nachgewiesen werden als bei Ösophaguskarzinompatienten, die keine CK⁺-DTCs aufwiesen (Abb. 21 B). Auch die Analyse der Lymphknotenpräparate zeigt keine signifikanten Unterschiede zwischen Patientengruppen, deren DTCs EpCAM⁺ und EpCAM⁻ bzw. CK⁺ und CK⁻ waren (Abb. 21 C bzw. D).

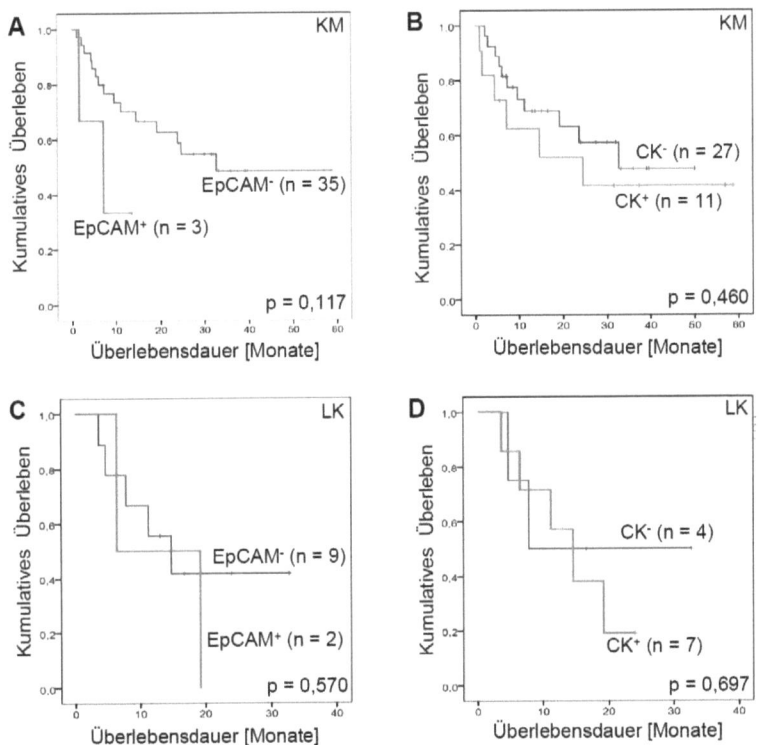

Abb. 21: Einfluss von DTCs im Knochenmark (KM) oder Lymphknoten (LK) auf das Überleben von Ösophaguspatienten
A) Patienten mit EpCAM⁺-DTCs im Knochenmark (grüne Kurve) versterben tendenziell früher als Patienten, die keine EpCAM⁺-DTCs im Knochenmark aufweisen (blaue Kurve).
B) Patienten mit CK⁺-DTCs im Knochenmark (grüne Kurve) zeigen keine signifikant verringerte Überlebensdauer als Patienten, die keine CK⁺-DTCs im Knochenmark aufweisen (blaue Kurve).
C) Patienten mit EpCAM⁺-DTCs im Lymphknoten (grüne Kurve) zeigen keine signifikant verringerte Überlebensdauer als Patienten, die keine EpCAM⁺-DTCs im Lymphknoten aufweisen (blaue Kurve).
D) Patienten mit CK⁺-DTCs im Lymphknoten (grüne Kurve) zeigen keine signifikant verringerte Überlebensdauer als Patienten, die keine CK⁺-DTCs im Lymphknoten aufweisen (blaue Kurve).

Auch die multivariaten Überlebensanalyse identifiziert das Auftreten von EpCAM$^+$-DTCs als unabhängigen und signifikanten Risikofaktor für das Überleben von Ösophaguskarzinompatienten. Das Risiko am Ösophaguskarzinom zu versterben ist bei Patienten mit EpCAM$^+$-DTCs im Vergleich zu Patienten ohne EpCAM$^+$-DTC um den Faktor 3,83 erhöht (Tabelle 39). Weitere unabhängige Risikofaktoren für das Versterben von Ösophaguskarzinompatienten des verwendeten Kollektivs sind die Primärtumorgröße und das Alter bei Resektion des Karzinoms.

Tabelle 39: Überlebensanalyse anhand klinischer Parameter

Risikofaktor				Univariate Analyse		Multivariate Analyse	
				mittleres Überleben [Monaten]	p-Wert	relatives Risiko	p-Wert
Fernmetastase	ja (n = 3)	versus	nein (n = 52)	7,6 versus 30,7	0,017	---	---
Resektionsrand	positiv (n = 7)	versus	negativ (n = 48)	10,1 versus 31,2	0,072	---	---
Alter	< 68,9 Jahre (n = 20)	versus	≥ 68,9 Jahre (n = 23)	39,8 versus 27,0*	0,172	3,30	0,021
Histologie	Adenokarzinom (n = 34)	versus	Plattenepithelkarzinom (n = 9)	30,8 versus 32,5*	0,963	---	---
Geschlecht	weiblich (n = 11)	versus	männlich (n = 32)	40,9 versus 29,8*	0,257	---	---
Primärtumorgröße	pT1-2 (n = 27)	versus	pT3-4 (n = 16)	33,7 versus 22,9*	0,031	3,66	0,007
Nodalstatus	positiv (n = 27)	versus	negativ (n = 16)	26,4 versus 38,0*	0,047	---	---
Differenzierung	G1-2 (n = 19)	versus	G3-4 (n = 19)	31,8 versus 29,5*	0,946	na	na
EpCAM$^+$-DTCs	ja (n = 5)	versus	nein (n = 38)	10,8 versus 35,6*	0,045	3,83	0,026
CK$^+$-DTCs	ja (n = 17)	versus	nein (n = 26)	27,0 versus 32,5*	0,207	---	---

* in die Überlebensanalysen wurden nur M0- und R0-Patienten eingeschlossen, wobei operationsbedingt verstorbene Patienten (Überleben nach OP < 1 Monat) ausgeschlossen wurden
n: Anzahl der Patienten
--- nicht in die Analyse einbezogen
na: nicht analysiert, um das Patientenkollektiv nicht weiter zu reduzieren. Zudem ist aufgrund der univariaten Analyse (p = 0,946) kein Einfluss in der multivariaten Analyse zu erwarten.

CGH zur genomischen Analyse von DTCs

Für eine nähere Charakterisierung der DTCs wurden die Zellen mit einem Mikromanipulator isoliert und die genomische DNA der einzelnen DTCs durch die MseI-Adapter-Linker-PCR amplifiziert. Das entstandene MseI-PCR-Amplifikat repräsentiert mit seinen DNA-Fragmenten (Bereich ca. 100 bp bis ca. 1,5 kbp) das Genom einer Einzelzelle (Abb. 22 A). Erfahrungsgemäß muss mindestens eins von zwei getesteten MseI-Fragmenten durch eine Kontroll-PCR nachgewiesen werden, damit die DNA für eine CGH geeignet war (Abb. 22 B und C).

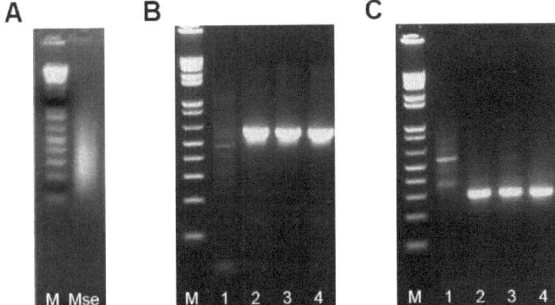

Abb. 22: Gelelektrophorese zur Qualitätskontrolle des MseI-PCR-Amplifikats einer Einzelzelle
Zur Qualitätsbestimmung des MseI-PCR-Amplifikats (Mse) einer Einzelzelle kann ein Teil des Amplifikats auf ein Agarosegel (1,5 %) aufgetragen werden (A) oder eine Kontroll-PCR auf das Vorhandensein der MseI-Fragmente des Pseudogens *KRT19* (B) oder *TP53* (C) durchgeführt werden. Probe 1 weist unzureichende Qualität im Gegensatz zu den Proben 2-4 auf, da nur bei positiver Amplifizierung der genannten Fragmente eine spätere CGH der jeweiligen Zelle erfolgreich sein wird. M bezeichnet in den Abbildungen A-C den verwendeten DNA-Marker (1 kbp-Größenstandard von Roche, Penzberg) zur Abschätzung der DNA-Größe.

DNA-Amplifikate von Einzelzellen, die diesen Qualitätsansprüchen genügten, wurden weiter anhand einer CGH auf genomische Zugewinne (Amplifikationen) und Verluste (Deletionen) untersucht. Bei 24 der 29 DTC$^+$-Patienten (Tabelle 38) erfüllte das DNA-Amplifikat der DTCs die Qualitätsansprüche, so dass diese erfolgreich mittels CGH analysiert werden konnten. Die CGH-Profile der genomischen Aberrationen dieser DTCs wurden zunächst zusammengefasst dargestellt (Abb. 23; erstellt durch Progenetix). Solche kumulativen CGH-Profile lassen häufig vorhandene genomischen Aberrationen in den DTCs leicht erkennen.

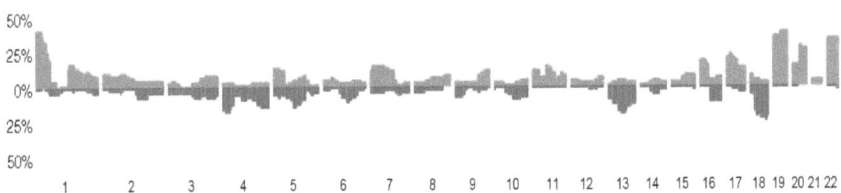

Abb. 23: Kumulative CGH-Profile aller isolierten DTCs (59 Zellen von 24 Patienten)

Aufgetragen ist die Häufigkeit (in Prozent der analysierten DTCs) der chromosomalen Aberrationen (grün: Amplifikation; orange: Deletion) aller analysierten DTCs entsprechend der Lokalisation (Nr. des Chromosoms) im Genom.

Im kumulativen CGH-Plot sind alle Aberrationen (grün: Amplifikation; orange: Deletion) dargestellt. Horizontal sind die Chromosomen aufeinanderfolgend angeordnet. Für jede Position ist der prozentuale Anteil der genomischen Aberrationen von allen analysierten DTCs aufgetragen. Darin erkennt man, dass bis zu 25 % der analysierten DTCs auf dem Chromosom 18 eine Deletionen aufweisen. Eine Amplifikation in mindestens 25 % der Zellen wurde auch auf den Chromosomen 1, 17, 19, 20 und 22 detektiert.

Zur Validierung von publizierten Daten [21], wurden alle CK^+-DTCs aus dem Knochenmark mit allen $EpCAM^+$-DTCs aus dem Lymphknoten in kumulativen CGH-Profilen verglichen (Abb. 24). Häufigere Deletionen (> 25 %) bei den DTCs aus Lymphknoten treten auf den Chromosomen 4, 16 und 18 auf. In den DTCs aus dem Knochenmark wurden diese Deletionen aber nur in einen wesentlich geringeren Anteil bzw. gar nicht detektiert. Die beobachteten häufigeren Amplifikationen (> 25 %) auf den Chromosomen 1, 17, 19 und 22 der $EpCAM^+$-DTCs aus dem Lymphknoten sind tendenziell auch in den CK^+-DTCs aus dem Knochenmark detektierbar. Unterschiede zwischen den beiden DTC-Gruppen wurden ansatzweise für das Chomosom 5 (häufigere Deletion auf 5q in DTCs aus Lymphknoten), nicht jedoch für die Chromosomen 7 und 10 (jeweils häufigere Amplifikation auf q-Arm in DTCs aus Lymphknoten) beobachtet. In den beiden DTC-Populationen, welche in dieser Arbeit untersucht wurden, ist das Chromosom 17 eines der häufiger amplifizierten Chromosomen.

Aufgrund des geringen Anteils an genomischen Aberrationen in den CK^+-DTCs aus Knochenmark sind Vergleiche bezüglich der Position von Aberrationen beider DTC-Populationen schwer möglich. Jedoch zeigte die größte beobachtete Divergenz (Deletion auf Chromosom 4p) zwischen CK^+-DTCs aus Knochenmark und $EpCAM^+$-DTCs aus Lymphknoten einen signifikanten Unterschied [zweiseitiger Fisher Exakt Test: $p = 0,003$ (für DTCs) bzw. $p = 0,07$ (für Patienten)]. Generell erkennt man aber deutlich, dass die Anzahl an genomischen Aberrationen der DTCs aus dem Lymphknoten mit einer medianen Aberrationszahl (MAN) von 7 wesentlich größer als die der DTCs aus Knochenmark (MAN: 1) ist (Wilcoxon-Test: $p = 0,0001$).

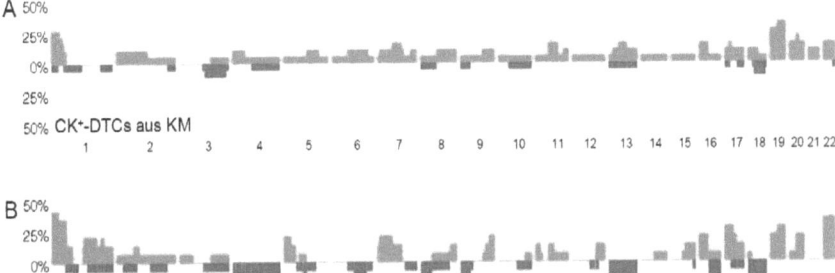

Abb. 24: Kumulative CGH-Profile aller CK⁺-DTCs aus Knochenmark (KM) und EpCAM⁺-DTCs aus Lymphknoten (LK) unter Vernachlässigung des jeweiligen anderen Markers der Zellen.
Vertikal ist der prozentuale Anteil an Aberrationen (grün: Amplifikation; orange: Deletion) aller analysierten DTCs entsprechend der Lokalisation (horizontal: Nummer des Chromosoms) im Genom aufgetragen. Aus dem Knochenmark (A) konnten dabei 19 DTCs (MAN: 1) aus 14 Patienten, aus dem Lymphknoten (B) 14 DTCs aus 5 Patienten (MAN: 7) analysiert werden.

Um weiter zu überprüfen, ob der Unterschied der MAN der DTCs aus Lymphknoten und Knochenmark mit dem Ort der Detektion oder der unterschiedlichen Expression epithelialer Proteine (CK bzw. EpCAM) einhergeht, sollten gleiche DTC-Populationen in unterschiedlichen Organen miteinander verglichen werden. Es konnte eine ausreichende Anzahl an CK⁺/EpCAM⁻-DTCs in beiden Organen detektiert und anschließend genomisch miteinander verglichen werden (Abb. 25). Dabei stellte sich heraus, dass CK⁺/EpCAM⁻-DTCs aus dem Lymphknoten signifikant mehr (Wilcoxon-Test: $p = 0{,}0033$) Aberrationen (MAN: 6) als CK⁺/EpCAM⁻-DTCs aus dem Knochenmark (MAN: 1,5) aufweisen. Die Muster der kumulativen CGH-Profile von DTCs aus Knochenmark und Lymphknoten ähneln sich auf einigen Chromosomen (1p, 2, 7, 9, 10, 11, 15, 16, 17, 18, 19, 20, 22) stark. Oft treten solche Aberrationen jedoch in den DTCs aus Lymphknoten in einem höheren Anteil der DTCs auf. Es sind aber auch auffällige Unterschiede zu finden. So weisen DTCs aus den Lymphknoten vermehrt eine Amplifikation auf 1q ($p = 0{,}030$) und Deletionen auf den Chromosomen 5 ($p = 0{,}030$) und 13 ($p = 0{,}006$) im Gegensatz zu den DTCs aus Knochenmark auf.

Aufgrund der Seltenheit von EpCAM⁺-DTCs (vor allem im Knochenmark) konnte ein Vergleich anhand der doppelt-positiven DTC-Population nur anhand zweier DTCs aus dem Knochenmark durchgeführt werden. Auch hier zeigten die doppelt-positiven DTCs aus dem Lymphknoten (n = 11) eine erhöhte Anzahl an genomische Aberrationen (MAN: 5) im Vergleich zu doppelt-positiven DTCs aus dem Knochenmark (n = 2; MAN: 0,5) an. CK⁻

/EpCAM$^+$-DTCs konnten nicht verglichen werden, da die genomische Analyse der einzigen CK$^-$/EpCAM$^+$-DTC aus dem Knochenmark misslang.

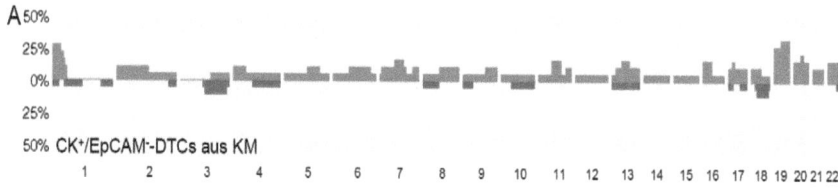

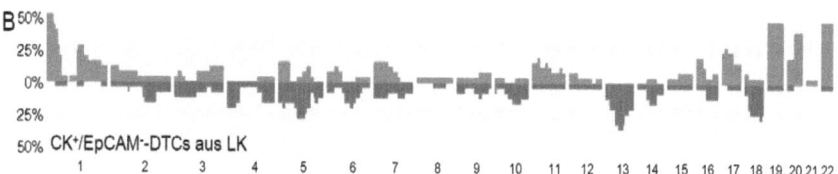

Abb. 25: Genomischer Vergleich anhand kumulativer CGH-Profile von CK$^+$/EpCAM$^-$-DTCs aus Knochenmark (KM) bzw. Lymphknoten (LK)
Vertikal ist der prozentuale Anteil an Aberrationen (grün: Amplifikation; orange: Deletion) aller analysierten DTCs entsprechend der Lokalisation (horizontal: Nummer des Chromosoms) im Genom aufgetragen. Es wurden 18 CK$^+$/EpCAM$^-$-DTCs (MAN: 1,5) aus 13 Knochenmarkpräparaten (A) mit 25 CK$^+$/EpCAM$^-$-DTCs (MAN: 6) aus 10 Lymphknotenpräparaten (B) verglichen.

Um abschätzen zu können, ob die chromosomale Instabilität von DTCs zusätzlich mit den unterschiedliche Kombinationen an epithelialen Proteinen einhergeht, müssten die verschiedenen DTC-Subpopulationen des gleichen Organs auf genomische Unterschiede untersucht werden. Da aber insgesamt nur zwei EpCAM$^+$-DTCs aus dem Knochenmark vorlagen, konnte diese Analyse nur mit den DTC-Populationen aus dem Lymphknoten durchgeführt werden. Die CK$^+$/EpCAM$^+$-DTCs und CK$^-$/EpCAM$^+$-DTCs wurden dabei zusammengefasst (EpCAM$^+$-DTCs) anhand kumulativer CGH-Profile mit den CK$^+$/EpCAM$^-$-DTCs (EpCAM$^-$-DTCs) verglichen (Abb. 26).

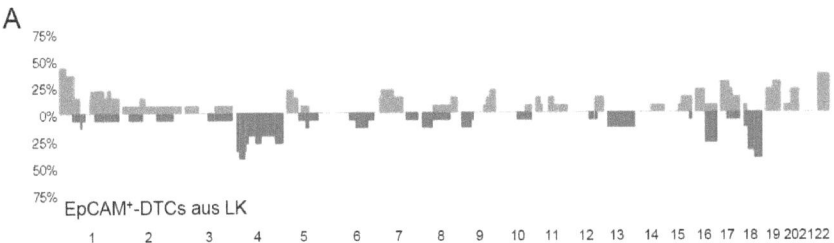

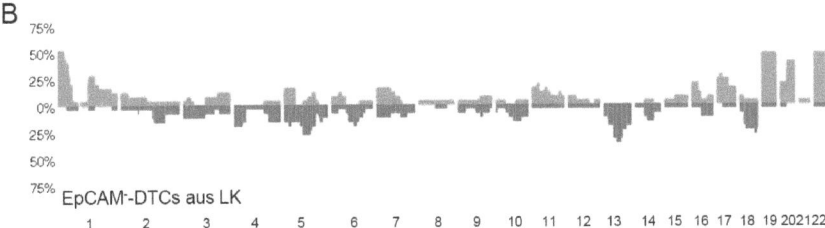

Abb. 26: Vergleich der EpCAM⁺- und EpCAM⁻-DTC-Populationen aus dem Lymphknoten (LK) anhand kumulativer CGH-Profile.
Vertikal ist der prozentuale Anteil an Aberrationen (grün: Amplifikation; orange: Deletion) der analysierten DTCs entsprechend der Lokalisation (horizontal: Nummer des Chromosoms) im Genom aufgetragen. Die kumulative CGH-Profile der beiden DTC-Populationen aus den Lymphknoten sind abgebildet: EpCAM⁺-DTCs (14 DTCs aus 5 Patienten) (A); EpCAM⁻-DTCs (25 DTCs aus 11 Patienten) (B).

Die EpCAM⁺-DTCs unterschieden sich dabei von den EpCAM⁻-DTCs aus den Lymphknoten hinsichtlich ihrer MAN kaum (MAN: 7 bzw. 6). Auch die Positionen der spezifischen genomischen Aberrationen sind zwischen beiden DTC-Gruppen vergleichbar.

Als nächstes sollte überprüft werden, ob der gefundene Unterschied in der prognostischen Relevanz zwischen EpCAM⁺-DTCs und EpCAM⁻-DTCs (unabhängig vom Detektionsorgan; Vgl. Abb. 19) mit einem genomischen Unterschied einhergeht. Daher wurden EpCAM⁺-DTCs, (unabhängig des CK-Status) mit der prognostisch irrelevanten Zellpopulation aus EpCAM⁻-DTCs anhand der jeweiligen kumulativen CGH-Profile miteinander verglichen. Dabei wurden die DTCs aus Knochenmark und Lymphknoten zusammengefasst analysiert (Abb. 27).

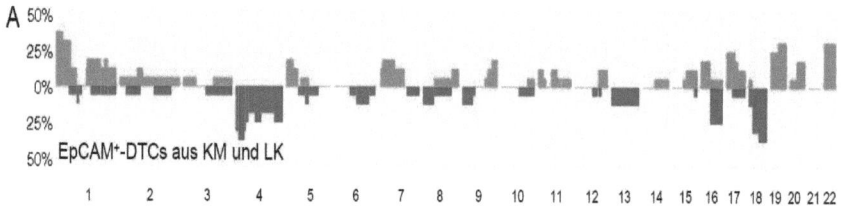

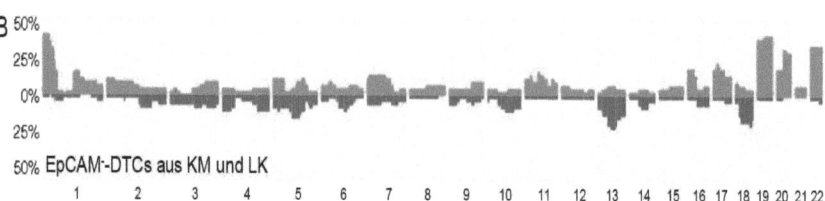

Abb. 27: Kumulative CGH-Profile der prognostisch relevanten EpCAM⁺-DTCs und der prognostisch irrelevanten EpCAM⁻-DTCs
Vertikal ist der prozentuale Anteil an Aberrationen (grün: Amplifikation; orange: Deletion) aller analysierten DTCs entsprechend der Lokalisation (horizontal: Nummer des Chromosoms) im Genom aufgetragen. Dargestellt sind die kumulativen CGH-Profile von 16 EpCAM⁺-DTCs aus 7 Patienten (A) sowie die kumulativen CGH von 43 EpCAM⁻-DTCs aus 22 Patienten (B). DTCs aus Knochenmark (KM) und Lymphknoten (LK) wurden für diese Analyse zusammengefasst.

Die kumulativen CGH-Profile der EpCAM⁺-DTCs und EpCAM⁻-DTCs sind generell ähnlich. Der größte Unterschied zwischen den CGH-Profilen stellt die Häufigkeit der Deletion auf Chromosom 4p dar. Dieser ist jedoch nicht signifikant [zweiseitiger Fisher Exakt Test: $p = 0{,}069$ (für DTCs); $p = 1$ (für Patienten)]. Es wurde kein deutlicher Unterschied in der medianen Anzahl an genomischen Aberrationen zwischen EpCAM⁺-DTCs (MAN: 5,5) und den EpCAM⁻-DTCs (MAN: 5) festgestellt.

Etablierung der aCGH zur Analyse von Einzelzell-DNA

Das Chromosom 17 weist in der prognostisch relevanten EpCAM$^+$-DTC Population in 25 % der analysierten DTCs genomische Amplifikationen auf. Da zudem mehrere krebsrelevante Gene auf Chromosom 17 liegen, ist es für weitere genomische Analysen von DTCs besonders interessant. Um potenzielle therapeutisch relevante Zielgene der DTCs auf Chromosom 17 weiter einzugrenzen, wurde eine Methode benötigt, die genomische Aberrationen höher auflöst als die CGH. Geeignet ist beispielsweise die Durchführung einer hochauflösenden BAC-aCGH. Dabei wird die BAC-DNA aus den Klonen einer BAC-Klonbibliothek zunächst isoliert und nach Amplifikation in einer definierten Anordnung (Array) auf beschichtete Glasobjektträger gespottet. Aufgrund der bekannten Sequenz der BAC-DNA und somit der Position im humanen Genom, kann nach Hybridisierung der genomischen DTC-DNA eine Aussage über Zugewinne und Verluste der genomischen DNA in einer DTC getroffen werden.

Semiautomatisierung der BAC-DNA-Präparation

Die manuelle Präparation von mehreren hundert hochaufgereinigten BAC-Klonen ist äußerst zeitaufwendig und zudem fehleranfällig. Eine Semiautomatisierung mit der zur Verfügung stehenden Automationsplattform „Freedom EVO" (Tecan, Schweiz) des BAC-DNA-Aufreinigungsprozesses sollte daher möglichst viele manuelle Arbeitsschritte ersetzen. Aufgrund der unterschiedlichen Viskositäten der verwendeten Flüssigkeiten wurden die optimalen Pipettiergeschwindigkeiten für jede Flüssigkeit empirisch bestimmt. Generell wurde für niedrigviskose Flüssigkeiten eine schnellere Ansauggeschwindigkeit verwendet als für höherviskose Flüssigkeiten. Auch das zusätzliche Ansaugen von Luft nach dem eigentlichen Aspirationsvorgangs wurde eingeführt. Dadurch konnte ein Heraustropfen von Flüssigkeit während der Pipettierarmbewegungen verhindert werden.

Das Animpfen der BAC-Klonkulturen wurde im semiautomatisierten Protokoll mit Hilfe der Automationsplattform durchgeführt und erfolgte in 50 mL Kunststoffgefäßen statt in Erlenmeyerkolben. Nach paralleler Kultivierung von 96 BAC-Klonen mit anschließender Präparation der Agaroseblöckchen wurden diese in 96-Wellplatten überführt, die am Boden einer jeden Kavität einen Filter mit Ventil besaßen. Damit konnte nach automatischer Zugabe von Enzymlösungen bzw. Waschlösungen am Ende des Reaktionsvorgangs bzw. Waschvorgangs mit der ebenfalls zur Automationsplattform gehörenden Vakuumpumpe die

Waschlösung bzw. Enzymlösung automatisch entfernt werden. Nach den Waschschritten befindet sich in den Agaroseblöckchen fast ausschließlich DNA der BAC-Klone. Um die BAC-DNA von der genomischen DNA des *E. coli*-Wirtsgenoms abzutrennen, wurde eine Pulsfeldgelelektrophorese (PFGE) durchgeführt. Ein Vergleich der gefärbten Gele zeigte keine großen Unterschiede im Muster zwischen manuell und semiautomatisch aufgereinigter BAC-DNA (Abb. 28).

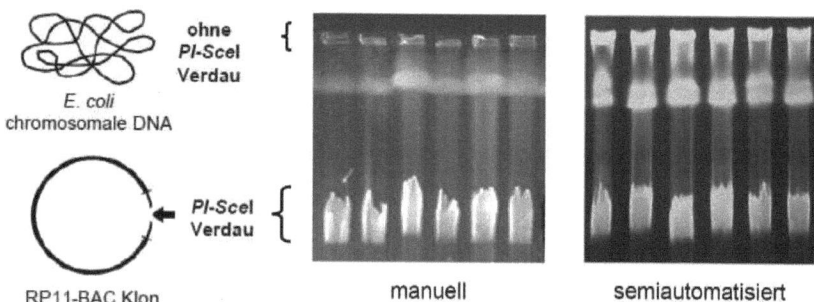

Abb. 28: Abtrennung der bakteriellen DNA von BAC-DNA durch Pulsfeldgelelektrophorese (PFGE) nach manueller bzw. semiautomatisierter Aufreinigung (verändert nach [61]).
Nur BAC-Klone enthalten eine Restriktionsstelle für das Restriktionsenzym PI-SceI, so dass unverdaute *E. coli*-DNA (oberer Bereich des Gels) durch Pulsfeldgelelektrophorese (PFGE) von der jeweiligen BAC-Präparation (unterer Teil des Gels) abgetrennt und später ausgeschnitten werden kann. Die semiautomatisierte Aufreinigung der BAC-Klone zeigt ein ähnliches Bandenmuster wie die manuelle Aufreinigung.

Nach Ausstanzen der BAC-Klone aus den Pulsfeldgelen erfolgte die Präzipitation der BAC-DNA aus der aufgeschmolzenen Agarose durch semiautomatische Zugabe von Fällungs- und Waschreagenzien. Als kritischer Faktor erwies sich hierbei die Ansauggeschwindigkeit der über dem BAC-DNA-Pellet befindlichen Flüssigkeit. Bei zu großen Geschwindigkeiten wurde das DNA-Pellet mit aufgesaugt, wobei ein zu langsames Aufsaugen die Resuspendierung des DNA-Peletts begünstigte und dieses somit ebenfalls leicht abgesaugt werden konnte. Nach Lösen des DNA-Pellet in TE-Puffer wurde die Konzentration fluorimetrisch mit Hilfe des DNA-doppelstrangspezifischen Fluoreszenzfarbstoffes PicoGreen bestimmt. Die Kontamination der BAC-DNA durch bakterielle DNA, konnte dann anhand einer qPCR relativ quantifiziert werden. Im Vergleich zum manuellen Protokoll zeigte sich, dass zwar die Ausbeute der BAC-DNA niedriger ($p = 0,051$), dafür aber auch die Kontamination mit *E. coli*-DNA sehr viel geringfügiger ($p < 0,0001$) war (Abb. 29).

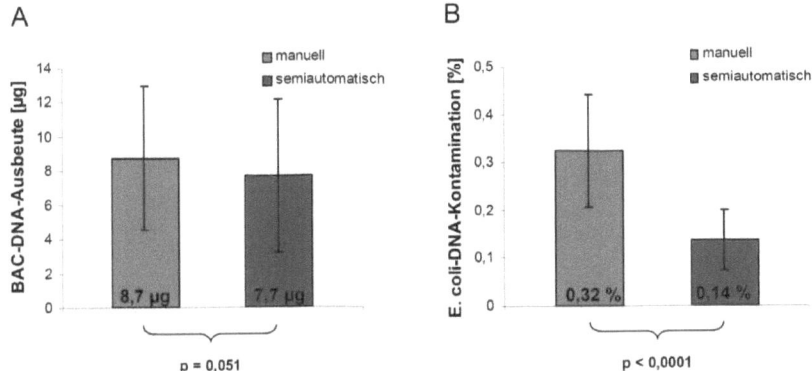

Abb. 29: Vergleich der mittleren BAC-DNA-Ausbeuten und *E. coli*-DNA-Kontaminationen nach manueller bzw. semiautomatischer Aufreinigung
Die BAC-DNA-Ausbeute nach manueller (n = 102; orange) Aufreinigung ist tendenziell (p = 0,051) höher als nach semiautomatischer Aufreinigung (n = 263; blau) (A). Dagegen ist der Unterschied der *E. coli*-DNA-Kontaminationen zwischen semiautomatischer und manueller Aufreinigung statistisch hoch signifikant (p < 0,0001) (B).

Testmicroarray I zur Durchführung einer aCGH

Da BAC-DNA-Microarrays zur aCGH-Analyse von Einzelzell-DNA in der Vergangenheit oftmals problematisch waren, sollte vor Herstellung des eigentlichen aCGH-Microarrays von Chromosom 17 zunächst ein Testmicroarray hergestellt werden. Zudem sollte durch paralleles Spotten von manuell und semiautomatisch aufgereinigter BAC-DNA die Ebenbürtigkeit der semiautomatisch aufgereinigten BAC-DNA bestätigt werden. Die Detektierbarkeit einer zusätzlichen DNA-Kopie im Genom einer Einzelzelle sollte die Funktionsfähigkeit des Testmicroarrays zeigen. Da eine Zelllinie mit einer Trisomie 21 zur Verfügung stand, bot sich an, die Eignung des BAC-Microarrays anhand der Detektion einer Trisomie 21 in der DNA einer Einzelzelle zu bestätigen.

Überprüfung der BAC-Klone von Chromosom 21

Für den Nachweis einer Trisomie 21 mit Hilfe eines BAC-Microarrays werden BAC-Klone von Chromosom 21 als „Markerspots" benötigt, welche im Gegensatz zu allen anderen Spots bei Hybridisierung einer Trisomie 21-DNA ein erhöhtes Fluoreszenzverhältnis zeigen sollten. Durch eine Hybridisierung von markierten BAC-Klonen als FISH-Sonden auf Metaphasechromosomen eines gesunden Spenders kann überprüft werden, ob die BAC-DNA von Chromosom 21 auch wirklich DNA-Sequenzen von Chromosom 21 aufweist. Die

Fluoreszenzsignale auf dem q-Arm auf Chromosom 21 bestätigten die überprüften BAC-Klone (Abb. 30).

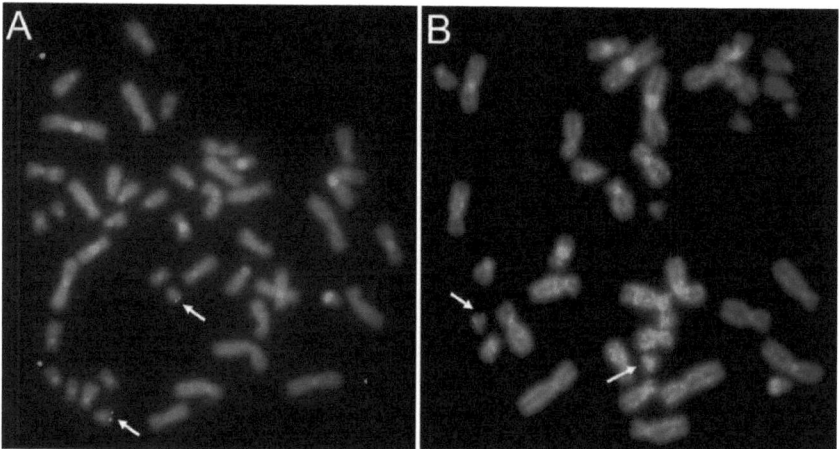

Abb. 30: Fluoreszenz-in-situ-Hybridisierung zur Überprüfung der BAC-Klone von Chromosom 21
Die zu überprüfenden BAC-Klone wurden auf Metaphasen eines gesunden männlichen Spenders hybridisiert und indirekt mit FITC- (A) bzw. Cy3- (B) markierten Antikörpern detektiert. Beide gezeigten BAC-Klone hybridisieren spezifisch auf Chromosom 21 (weiße Pfeile).

Qualitätsbestimmung der Proben-DNA

Nach Fuhrmann et al. ist die Qualität der MseI-PCR-Amplifikats der Proben-DNA von entscheidender Bedeutung für das Gelingen einer aCGH. Die Qualität wurde durch das Vorhandensein von fünf verschiedenen MseI-Fragmenten mit Größen von jeweils über 1000 bp bestimmt (Abb. 31). Je nach Anzahl der nachweisbaren Fragmente unterscheidet sich die Qualität der DNA in den Amplifikaten (1-2 Fragmente: niedrige Qualität; 3 Fragmente: mittlere Qualität; 4-5 Fragmente: hohe Qualität). Von 43 untersuchten DNA-Proben wiesen fünf DNA-Proben eine niedrige Qualität auf. Da keine der untersuchten DNA-Proben mittlere Qualität aufwiesen, wurden ausschließlich Proben mit hoher Qualität hybridisiert.

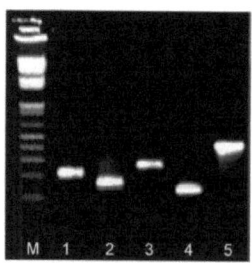

Abb. 31: Qualitätskontrolle des MseI-PCR-Amplifikats für die aCGH
Zur Qualitätskontrolle von MseI-PCR-Amplifikaten wurde mittels PCR das Vorliegen langer (> 1000 bp) MseI-Fragmente durch die Verwendung der Oligonukleotide D3S15142 (1), D5S21173 (2), D6S16334 (3), D17S13225 (4) und BCR-TT1936 (4) nachgewiesen. Nur nach Nachweis von mindestens drei der getesteten Fragmente weist die untersuchte Probe ausreichende Qualität für eine erfolgreiche aCGH-Analyse auf. (M: 1 kbp Größenstandard von Roche)

Herstellung und Hybridisierung des Testmicroarrays I

Zur Herstellung des Testmicroarrays I wurden in einem direkten Vergleich 40 verschiedene BAC-Klone sowohl nach dem manuellen als auch nach dem semiautomatisierten Protokoll aufgearbeitet. Die amplifizierte BAC-DNA wurde auf aminobeschichtete Microarrays (GAPSII, Corning) mit einem Tischspotter (Calligrapher, Biozym) gespottet. Es wurde zunächst eine aCGH, mit Cy5-markierter Test-DNA (MseI-PCR-Amplifikat von 100 Blutzellen eines Trisomie 21-Patienten) und Cy3-markierter Referenz-DNA (MseI-PCR-Amplifikat von 100 Blutzellen eines gesunden Spenders) durchgeführt. Die Studie von Fuhrmann et al. beschreibt für nicht aberrante DNA ein $\log_2$-Fluoreszenzverhältniss um Null mit einer Streuung von maximal +/-0,25 [61]. Daher wurden für die BAC-Spots 1-35 diese Fluoreszenzverhältnisse erwartet. Die BAC-Spots 36-40 (von Chromosom 21) sollten jedoch ein erhöhtes Cy5/Cy3-Fluoreszenzverhältnis aufweisen, da die Test-DNA (3 Kopien von Chromosom 21) im Gegensatz zur Referenz-DNA (2 Kopien von Chromosom 21) vermehrt vorliegt. Theoretisch sollte sich daher ein $\log_2$-Wert von 0,58 ergeben [$\log_2$ (3 Kopien/2 Kopien) = 0,58].

A
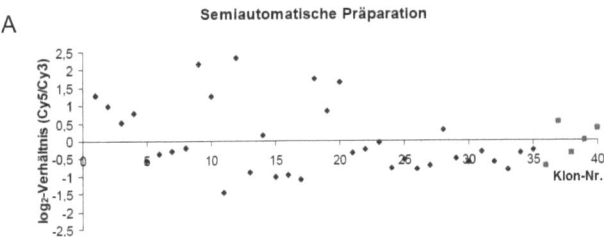

B
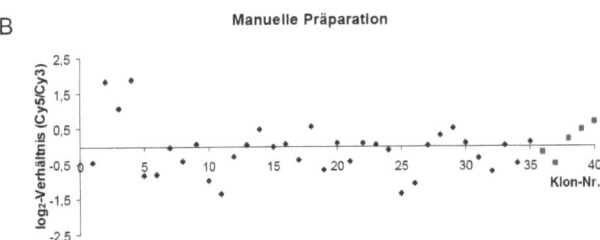

Abb. 32: aCGH-Profile von Trisomie 21-DNA auf den Testmicroarrays I nach Analyse der semiautomatisert (A) bzw. manuell (B) aufgereinigter BAC-DNA
100 Trisomie 21-Zellen wurden isoliert und mittels Adapter-Linker-PCR amplifiziert. Dargestellt ist das entsprechende aCGH-Profil, bei dem das $\log_2$- Fluoreszenzverhältnis von Cy5 (Probe) und Cy3 (Referenz) gegen die BAC-Klon-Nr. 1-35 (aus Chromosomen 1, 4, 7, 8, 15: blau) und 36-40 (Chromosom 21: pink) aufgetragen wurde. Weder nach der semiautomatisierten Präparation (A) noch nach manueller Aufarbeitung (B) der BAC-Klone ist die Trisomie 21 durch ein erhöhtes $\log_2$-Verhältnis der Klone 36-40 zu erkennen.

Die Streuung der Cy5/Cy3-Verhältnisse betrug sowohl nach Analyse der manuell isolierten als auch semiautomatisch aufgereinigten BAC-DNA mind. zwei Einheiten auf der logarithmierten Skala (Abb. 32).

Des Weiteren wurden aminobeschichtete Microarrays der Firma Schott sowie aminobeschichtete und epoxidbeschichtete Objektträger (beide vom Fraunhofer-Institut Potsdam hergestellt) vom Fraunhofer-Institut Potsdam mit einem TopSpot-Microarray-Printer mit BAC-DNA bespottet. Allerdings erwiesen sich alle drei Ansätze als ungeeignet, da die Hybridisierungsergebnisse zwischen verschiedenen Hybridisierungen von DNA eines Trisomie 21-Zellpools sehr uneinheitlich und damit nicht reproduzierbar waren. Zudem war das Signal-zu-Hintergrund-Verhältnis der Spots nach der Hybridisierung oft so gering, dass keine Analyse möglich war.

Testmicroarray II mit spezifischer Immobilisierung der BAC-DNA

Eine mögliche Ursache für das Misslingen der Detektion der Trisomie 21 selbst bei Hybridisierung von Zellpool-DNA kann die Immobilisierungsreaktion von BAC-DNA auf der Microarrayoberfläche durch UV-Bestrahlung sein [62]. Daher sollte die BAC-DNA kontrolliert und kovalent an die Objektträgeroberfläche gebunden werden. Durch Einfügen terminaler Aminogruppen an die MseI-Fragmente kann die BAC-DNA mit den Epoxygruppen einer epoxybeschichteten Microarrayoberfläche kovalent verbunden werden (Abb. 33).

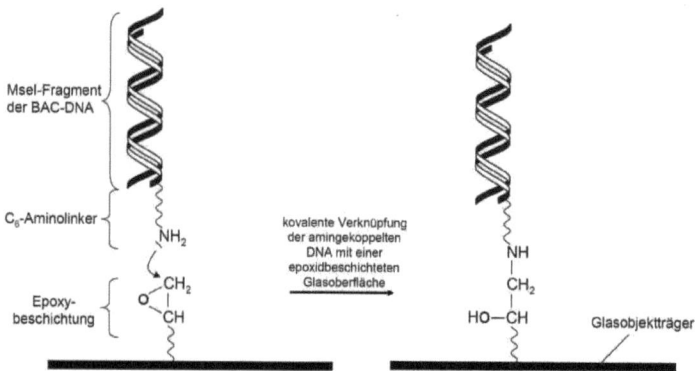

Abb. 33. Prinzip der Verknüpfung von aminogekoppelter DNA mit einer epoxybeschichteten Oberfläche

Dabei wurde auf den neuen Testmicroarray (Testmicroarray II) nur semiautomatisch präparierte BAC-DNA gespottet.

Da der Einsatz unterschiedlicher Microarrayoberflächen eine Anpassung der verwendeten Protokolle erforderte, wurde anhand der epoxybeschichteten Microarrays der Einfluss verschiedener Waschprotokolle auf das Hybridisierungsergebnis getestet. Dazu wurden zunächst nur die abschließenden Waschschritte verändert, die übrigen Hybridisierungsschritte entsprachen jedoch dem Ausgangsprotokoll. Mit zwei verschiedenen Waschprotokollen (Tabelle 40) wurden sehr gute Signal-zu-Hintergrundverhältnisse der Spots erhalten (Abb. 34). Dabei wurden zunächst jeweils ein MseI-PCR-Amplifikat eines Zellpools eines Trisomie 21-Patienten hybridisiert.

Tabelle 40: Verwendete Waschprotokolle

Modifiziertes Waschprotokoll für aminobeschichtete Microarrays	Waschprotokoll des Herstellers der epoxybeschichteten Microarrays
5 min in 0,05 % Tween-20 in PBS pH = 7,4 und 20 °C	5 min in 0,1%igem SDS in 2X SSC pH = 7,4 und 42 °C
30 min in 50 % Formamid in 2X SSC pH = 7,4 und 42 °C	2 x 2 min in 1X SSC pH = 7,4 und 20 °C
5 min in 0,05 % Tween-20 in PBS pH = 7,4 und 20 °C	2 x 1 min in 0,1X SSC pH = 7,4 und 20 °C
10 s in 10 mM TRIS-HCl pH = 7,4 und 20 °C	

A

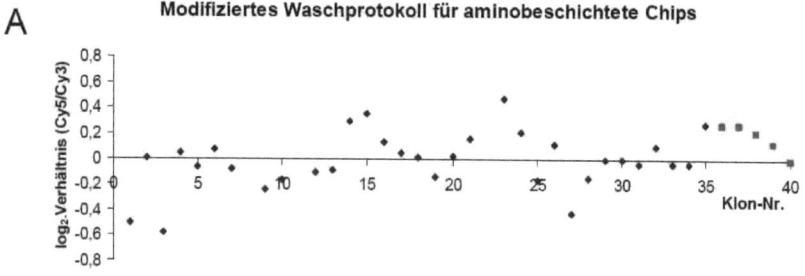

B

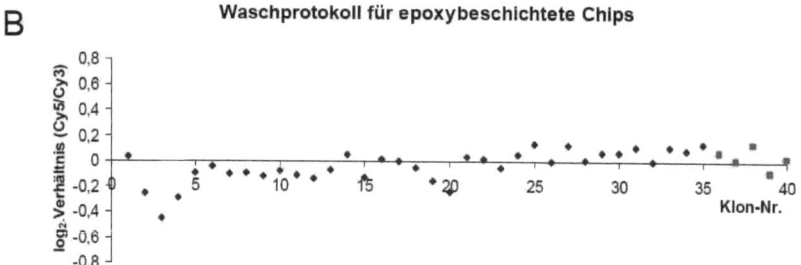

Abb. 34: Vergleich der Auswirkung verschiedener Waschprotokolle auf die Detektion einer Trisomie 21
100 Trisomie 21-Zellen wurden isoliert und mittels Adapter-Linker-PCR amplifiziert. Dargestellt ist das entsprechende aCGH-Profil, bei dem das $\log_2$-Fluoreszenzverhältnis von Cy5 (Probe) und Cy3 (Referenz) gegen die BAC-Klon-Nr. 1-35 (aus Chromosomen 1, 4, 7, 8, 15: blau) und 36-40 (Chromosom 21: pink) aufgetragen wurde. Obwohl weder mit dem modifizierten Waschprotokoll für aminobeschichtete Microarrays (A) noch mit dem Waschprotokoll für epoxybeschichtete Microarrays (B) die Trisomie 21 durch ein erhöhtes $\log_2$-Verhältnis von 0,58 der BAC-Klone 36-40 zu erkennen ist, zeigt sich eine wesentliche geringere Streuung der $\log_2$-Verhältnisse um den Nullwert als in den aCGH-Profilen des Testmicroarray I (Abb. 32)

Nach dem Waschprotokoll für epoxybeschichtete Microarrays zeigte sich im aCGH-Profil eine geringere Streuung der Werte (0,7 Einheiten auf der Skala $\log_2$) als bei Verwendung des Waschprotokolls für aminobeschichtete Microarrays (Streuung der Werte > 1). Daher wurde für die folgende Optimierung das Waschprotokoll für epoxybeschichtete Microarrays als Grundlage verwendet. Die erwartete Erhöhung von 0,58 der Cy5/Cy3-Werte für die BAC-Klone 36-40 (von Chr. 21) konnte jedoch nicht gemessen werden. Eine Erhöhung der Waschtemperatur bis knapp unter die theoretische Schmelztemperatur von doppelsträngiger DNA mit mehr als 50 bp (64 °C bis 72 °C je nach GC-Gehalt) führte schließlich zu einer Erhöhung der Cy5/Cy3-Fluoreszenzverhältnisse von vier der fünf verschiedenen BAC-Spots mit Sequenzen von Chromosom 21 (Abb. 35). Durch die Berechnung der einfachen Standardabweichung (empirisch ermittelt) der Klone 1-35 konnte eine bestmögliche Trennung der Klone 1-35 von den Klonen 36-40 erhalten werden.

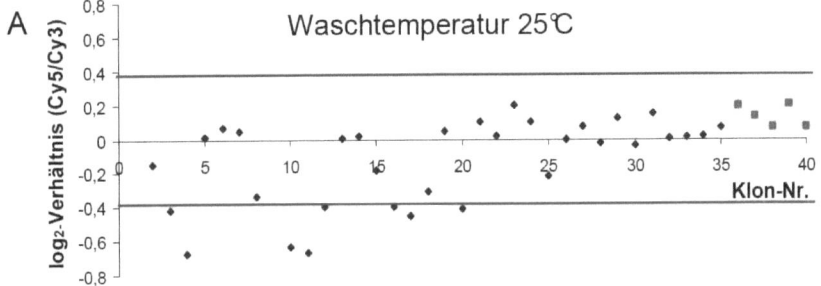

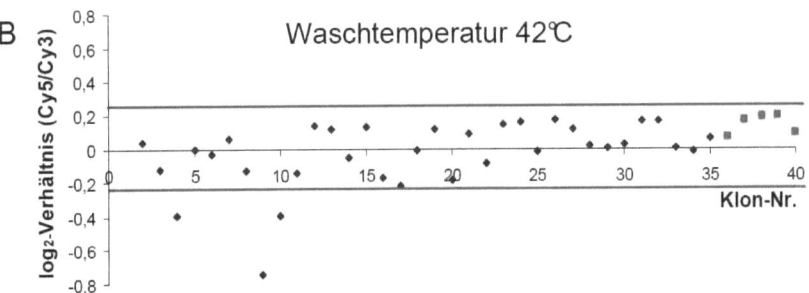

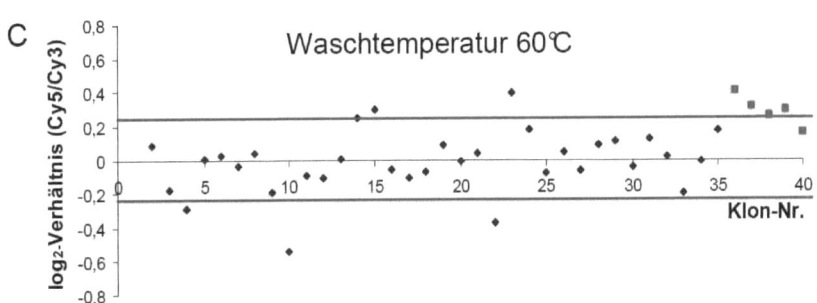

Abb. 35: Vergleich der Auswirkung verschiedener Waschtemperaturen auf die erfolgreiche Detektion einer Trisomie 21
100 Trisomie 21 Zellen wurden isoliert und mittels Adapter-Linker-PCR amplifiziert. Dargestellt ist das entsprechende aCGH-Profil, bei dem das $\log_2$-Fluoreszenzverhältnis von Cy5 (Probe) und Cy3 (Referenz) gegen die BAC-Klon-Nr. 1-35 (aus Chromosomen 1, 4, 7, 8, 15: blau) und 36-40 (Chromosom 21: pink) aufgetragen wurde. Die Hybridisierungsprotokolle variierten lediglich im stringenten Waschschritt, welcher bei 25 °C (A), 42 °C (B) oder 60 °C (C) durchgeführt wurde. Nur bei einem stringenten Waschschritt bei 60 °C zeigten erstmals 4 der 5 BAC-Klone ein erhöhtes Cy5/Cy3-Ratio an. Eine bestmögliche Trennung der Klone 1-35 von den Klonen 36-40 konnte durch Berechnung der einfachen Standardabweichung (rote Linie) der Klone 1-35 erreicht werden.

Ob die erhaltenen Signale der BAC-Spots von Chromosom 21 spezifisch oder zufällig erhalten wurden, sollte anhand eines Farbaustausch-Experiments überprüft werden (Abb. 36). Wieder zeigten 4 der 5 BAC-Spots von Chromosom 21 eine erhöhte Kopienzahl von Chromosom 21 im Trisomie 21-Zellpool an.

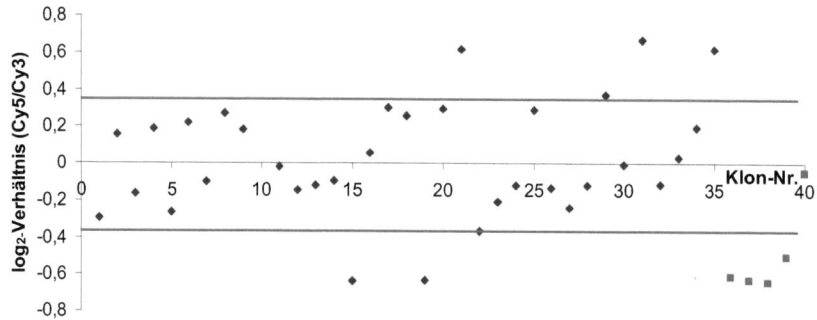

Abb. 36: Farbaustauschexperiment zur Verifizierung der Spezifität der aCGH-Signale
100 Trisomie 21-Zellen wurden isoliert und mittels Adapter-Linker-PCR amplifiziert. Dargestellt ist das entsprechende aCGH-Profil, bei dem das $\log_2$-Fluoreszenzverhältnis von Cy3 (Probe) und Cy5 (Referenz) gegen die BAC-Klon-Nr. 1-35 (aus Chromosomen 1, 4, 7, 8, 15: blau) und 36-40 (Chromosom 21: pink) aufgetragen wurde. Bei einer Waschtemperatur von 60 °C im stringenten Waschschritt konnten erneut 4 der 5 BAC-Klone von den übrigen BAC-Klonen unterschieden werden. Der Ausschlag erfolgte jedoch aufgrund der ausgetauschten Farbstoffe hierbei in den negativen Bereich. Die rote Linie wurde aus der einfachen Standardabweichung der Klone 1-35 errechnet.

Reduzierung des Hintergrundsignals im Cy3-Kanal

Die letzten aCGH-Profile (Abb. 35C und Abb. 36) enthalten einige BAC-Klon-Signale, welche nicht-aberrante DNA-Regionen repräsentieren, und vom Betrag her eine ähnliche Abweichung von der Nulllinie wie die aberranten BAC-Klon-Signale (Chromosom 21) anzeigen. Mögliche Ursache hierfür könnte das häufig beobachtete Auftreten einer starken Hintergrundfluoreszenz im Cy3-Kanal sein (Abb. 37). Um zu verhindern, dass im aCGH-Profil fälschlicherweise DNA-Regionen als aberrant angezeigt werden, sollte als nächstes das Hintergrundsignal im Cy3-Kanal reduziert werden.

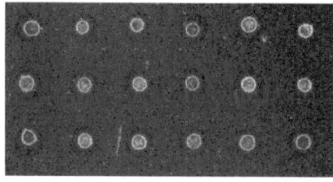

Abb. 37: Hybridisierung eines DNA-Amplifikats eines T21-Zellpools auf den Testmicroarray II
Die Hybridisierung weist eine starke und zudem inhomogene Cy3-Hintergrund-fluoreszenz auf. Die dargestellten Spots werden aufgrund ihres Aussehens als Doughnut-Spots bezeichnet und sind schwer zu analysieren.

Interessanterweise wurde beobachtet, dass die Cy3-Hintergrundfluoreszenz hauptsächlich durch minimale Rückstände verwendeter Lösungen verursacht wurde. Obwohl diese Lösungen kein Cy3-Fluorophor enthielten, erzeugten sie ein unspezifisches Hintergrundsignal, wenn sie mit der Microarrayoberfläche in Berührung kamen (Abb. 38). Daher wurde die Bildung der Hintergrundfluoreszenz auf BAC-DNA-freien expoxidbeschichteten Glasobjektträgern genauer untersucht. Zunächst wurden die ersten beiden Behandlungsschritte (Blockierung und Denaturierung) so verändert, dass die unspezifische Hintergrundfluoreszenz im Cy3-Kanal minimiert wurde.

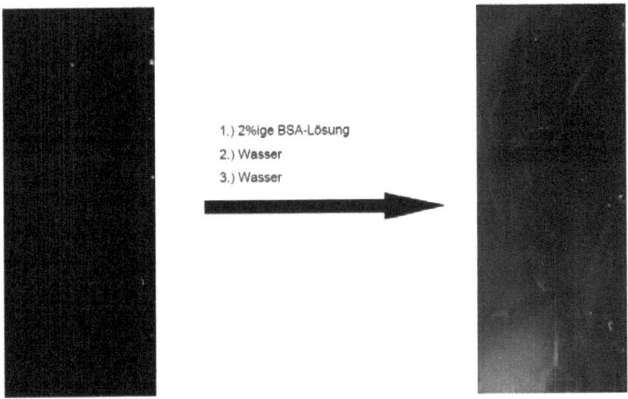

Abb. 38: Aufnahme eines BAC-DNA-freien epoxybeschichteten Glasobjektträgers vor und nach Behandlung mit Blocklösung
Unbehandelte epoxybeschichtete Glasobjektträger weisen keine Cy3-Hintergrundfluoreszenz auf (links). Minimale Rückstände von Inkubationslösungen (hier: 2%ige BSA-Lösung) verursachen jedoch eine unspezifische Hintergrundfluoreszenz auf der Oberfläche (rechts) obwohl mehrmals mir Wasser nachgewaschen wurde.

Reduktion des Cy3-Hintergrundssignals während der Blockierung

Um nicht abreagierte Epoxygruppen nach dem Spotten schonend auf der Microarrayoberfläche zu inaktivieren, werden Microarrays üblicherweise mit Proteinlösungen inkubiert. Zwei verschiedene Blocklösungen auf BSA-Basis und Casein-Basis wurden mit BAC-DNA-freien epoxybeschichteten Glasobjektträgern inkubiert und anschließend die Fluoreszenz bestimmt (Abb. 38). Dabei war die unspezifische Hintergrundfluoreszenz bei Verwendung von Casein fast doppelt so hoch (1507; Standardabweichung (Stabw.) 768) wie bei der Verwendung von BSA in der Blocklösung (769; Stabw. 357) (Tabelle 41). Folglich wurde bei allen folgenden Hybridisierungen eine Blockierung mit BSA-Lösung durchgeführt.

Tabelle 41: Einfluss von verschiedenen Blockierungsreagenzien auf den Cy3-Hintergrund

Blockierungs-reagenz	Länge der Blockierung	Nachwaschen	Hintergrund im Cy3-Kanal vor Blockierung [Arbiträre Einheiten]	Hintergrund im Cy3-Kanal nach Blockierung [Arbiträre Einheiten]
2 % Casein in SSC, 42 °C, pH = 7,4	30 min	2 x 5 min in Wasser	188	1507 (Stabw.: 768)
2 % BSA in SSC, 42 °C, pH = 7,4	30 min	2 x 5 min in Wasser	288	769 (Stabw.: 357)

Reduktion des Cy3-Hintergrundsignals während der Denaturierung

Als nächstes sollte der Einfluss der verschiedenen Denaturierungsreagenzien auf die Cy3-Hintergrundfluoreszenz untersucht werden. Dazu wurden wieder BAC-DNA-freie Objektträger dem Denaturierungsschritt unterzogen und der dadurch verursachte Cy3-Fluoreszenzanstieg quantifiziert (Tabelle 42). Zur Denaturierung der DNA auf den Microarrays stehen unterschiedliche Denaturierungsreagenzien zur Verfügung. Die Denaturierung mit Formamid verursachte den stärksten Hintergrund. Die Verwendung von SciProcess-Puffer und Natronlauge ergab fast gleiche Hintergrundwerte. Diese waren signifikant niedriger als der Hintergrundwert im Cy3-Kanal nach Behandlung des Objektträgers mit Formamid (zweiseitiger Einstichproben Student t-Test: p = 0,01). Der Cy3-Hintergrund nach Behandlung mit Natronlauge war jedoch homogener, was sich auch in der geringsten Standardabweichung (Stabw.) widerspiegelte. Daher wurde für alle folgenden Denaturierungen Natronlauge benutzt.

Tabelle 42: Einfluss von verschiedenen Denaturierungreagenzien auf den Cy3-Hintergrund

Denaturierungs-reagenz	Länge der Denaturierung	Nachwaschen	Hintergrund im Cy3-Kanal vor Denaturierung [Arbiträre Einheiten]	Hintergrund im Cy3-Kanal nach Denaturierung [Arbiträre Einheiten]
Formamid (70 %) in 2X SSC bei 70°C	30 min	2 x 5 min in Wasser	221	9402 (Stabw.: 3243)
NaOH (75 mM); bei 25 °C	10 min	2 x 7 min in 2xSSC; 2 x 5 min in Wasser	205	2870 (Stabw.: 1357)
SciProcess-Puffer; bei 50 °C	25 min	2 x 5 min in Wasser	235	2658 (Stabw: 1764)

Weitere Optimierungen der Hybridisierung wurden mit Hilfe einer neuen Microarraycharge durchgeführt (Testmicroarray III).

Testmicroarray III zur weiteren Optimierung der aCGH

Um weitere Verbesserungen der Hybridisierungsqualität erzielen zu können, wurde ein neuer Testmicroarray (Testmicroarray III) hergestellt. Die kovalente Verknüpfung der DNA mit der Epoxyoberfläche erfolgte dabei wie beim Testmicroarray II. Der Microarray enthielt jedoch ein erweitertes BAC-Klonset mit insgesamt 65 BAC-Klonen, von denen ursprünglich acht auf Chromosom 21 lokalisiert sein sollten. Die Lokalisation der zusätzlich (im Vergleich zu Testmicroarray I + II) gespotteten BAC-DNA von Chromosom 21 wurde wie schon für die ersten beiden Testmicroarrays durch eine FISH überprüft. Dabei stellte sich heraus, dass ein BAC-Klon (RP11-96H21) im BAC-Klonset offenbar falsch bezeichnet war und statt auf Chromosom 21 auf Chromosom 10 hybridisierte. Daher war dieser BAC-Klon für die Detektion einer Trisomie 21 als „Markerspot" ungeeignet. Folglich standen sieben BACs von Chromosom 21 zur Detektion der Trisomie 21 zur Verfügung. Die folgenden Optimierungsschritte wurden durchgeführt:

Austesten von verschiedenen Deckgläschen

Teilweise war die Hybridisierung auf dem gesamten Microarray ungleichmäßig. Durch Verwendung von LifterSlip-Deckgläschen (Implen, München), bei denen eine definierte gleichmäßige Verteilung der Hybridisierungslösung auf der Microarrayoberfläche erzielt wird, wurde eine Verringerung der Streubreite der Cy5/Cy3-Fluoreszenzverhältnisse im Vergleich zu normalen Deckgläschen erreicht (Tabelle 43). Für weitere Hybridisierungen wurden daher immer LifterSlips mit einem Kammervolumen von 70 µL verwendet.

Tabelle 43: Einfluss von verschiedenen Deckgläschen auf die Streubreite der Cy5/Cy3-Fluoreszenzverhältnisse aller Spots

verwendetes Deckgläschen während der Hybridisierung	Hybridisierte Test-DNA	Standardabweichung der Streuung der $\log_2$ Cy5/Cy3-Fluoreszenzverhältnisse aller Spots
normales Deckgläschen	Trisomie 21-Zellpool	0,65 (Mittelwert: 0)
LifterSlip 45 µL	Trisomie 21-Zellpool	0,48 (Mittelwert: 0)
LifterSlip 70 µL	Trisomie 21-Zellpool	0,45 (Mittelwert: 0)

Reduktion der Streuung durch Berechnung des Medians

Da die neu produzierten Microarrays (Testmicroarray III) eine generell höhere Streuung der Fluoreszenzverhältnisse im Vergleich zum Testmicroarray II aufwiesen, mussten die Cy5/Cy3-Verhältnisse geglättet werden. Die Glättung des Signals durch Berechnung des Medians von vier aufeinanderfolgenden Cy5/Cy3-Ratios erwies sich als geeignet, um die Trisomie 21 in der DNA eines Zellpools zu detektieren. Um die Fluoreszenzverhältnisse der BAC-Klone 1-58 (Normalisierungs-Klone) von den Fluoreszenzverhältnissen der BAC-Klone von Chromosom 21 (Klon-Nr. 59-65) zu separieren, wurden Intervallgrenzwerte gesetzt, die 95 % der Datenpunkte der Normalisierungs-Klone einschließen (Abb. 39).

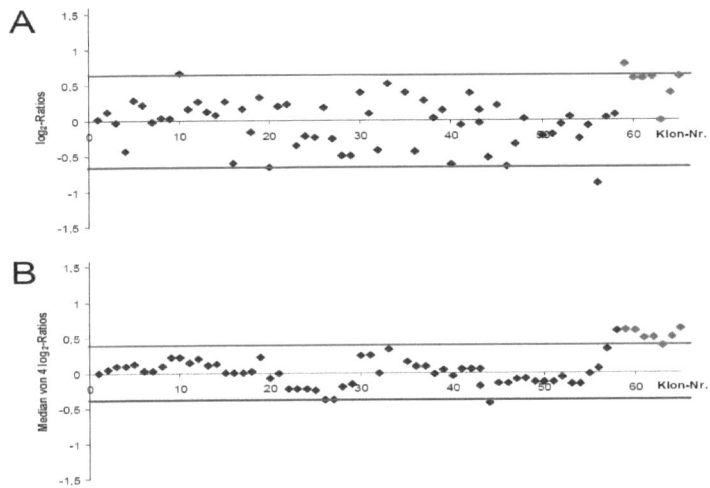

Abb. 39: Reduktion der Streuung durch Berechnung des Medians
Dargestellt ist das ungeglättete aCGH-Profil (A) eines Trisomie 21-Zellpools. Durch Bildung des Medians von vier aufeinanderfolgenden log$_2$-Cy5/Cy3-Fluoreszenzen konnte das aCGH-Profil geglättet werden (B). Dadurch konnte erstmals mit dem Testmicroarray III eine Trisomie 21 erkannt werden. Rote Linien repräsentieren Grenzwerte, welche 95 % der Cy3/Cy5-Fluoreszenzverhältnisse der Normalisierungs-BAC-Klone einschließen. Auf diese Weise ist die Unterscheidung von aberranten und nicht-aberranten Regionen der hybridisierten DNA möglich.

Blockierung unerwünschter Hybridisierung von *E. coli*-DNA

Restmengen an *E. coli*-DNA aus den BAC-DNA-Präparationen binden an die *E. coli*-DNA, welche sich in den Einzelzell-DNA-Amplifikaten befindet. Dies führt zu ungewollten Signalen, welche die spezifischen Signale durch Hybridisierung von humaner DNA verdecken kann. Um dies zu verhindern, wurde im Fuhrmann-Protokoll [57] der BAC-Microarray mit der Negativ-Kontrolle der MseI-PCR (MseI-PCR-Amplifikat ohne gepickte Zelle) prähybridisiert. Auf diese Weise blockieren die *E. coli*-DNA-Sequenzen in der Negativkontrolle, *E. coli*-DNA-Sequenzen, die sich in der BAC-DNA-Präparation befinden. Trotzdem konnte auch nach einer Prähybridisierung ein schwaches Signal bei Hybridisierung von markierter Negativkontroll-DNA beobachtet werden, was auf eine unzureichende Blockierung der *E. coli*-DNA in den BAC-Spots schließen lässt. Durch Zugabe von unmarkierter Negativkontroll-DNA in den Hybridisierungsmix konnte das unspezifische Signal weiter verringert werden (Tabelle 44).

Tabelle 44: Einfluss der Prähybridisierung auf das unspezifische Cy5-Spotsignal

Da hier nicht die Hintergrundfluoreszenzintensitäten sondern die Fluoreszenzintensitäten der Spots gezeigt sind, welche um mehr als das 30fache schwanken können (siehe Seite 15), scheint die Stabw. außergewöhnlich hoch.

Prozedur zur Reduktion des unspezifischen Signals	Hybridisierte DNA	Mittelwert der Cy5-Intensitäten aller Spots
Prähybridisierung für 1 h mit Negativkontroll-DNA (Standard Prozedur)	Cy5-markierte Negativkontroll-DNA	12795 (Stabw: 14136)
Verlängerung der Prähybridisierung auf 24 h	Cy5-markierte Negativkontroll-DNA	7676 (Stabw: 10682)
Prähybridisierung für 1 h mit zusätzlicher Zugabe von 36 µg Negativkontroll-DNA zur Hybridisierung	Cy5-markierte Negativkontroll-DNA	6965 (Stabw: 9175)

Änderung der Waschschritte nach Hybridisierung

Die Waschdauer von nur 1 min (siehe Tabelle 40) ist in der Praxis mit Problemen behaftet, insbesondere bei der parallelen Behandlung von mehreren Microarrays. Für eine bessere Reproduzierbarkeit in der Praxis wurde das Waschprotokoll der aCGH an das Waschprotokoll der Metaphasen CGH (CGH) angepasst (Tabelle 45). Es konnte mit beiden Protokollen die Trisomie 21 eines Zellpools gleich gut detektiert werden.

Tabelle 45: Vergleich der Reproduzierbarkeit zweier Waschprotokolle

Waschprotokoll	Hybridisierte Test-DNA	Ergebnis
Standard Prozedur: 1 x: SSC (2X), 0,1 % SDS, 42 °C, 5 min; 2 x: SSC (1X), 20 °C, 2 min 2 x: SSC (0,1X), 60 °C, 1 min	Trisomie 21-Zellpool	Die Trisomie 21 wurde bei beiden Protokolle in den aCGH-Profilen gleich gut erkannt
4 x: SSC (2X), 0,2 % Tween, 25 °C; 5 min 3 x: SSC (1X) bei 60 °C, 5 min	Trisomie 21-Zellpool	

Vermeidung von Schlieren auf dem Microarray

Häufig wurden auf den Microarrays Schlieren beobachtet, die besonders im Cy3-Kanal detektierbar waren und daher das Auslesen der einzelnen Spotfluoreszenzen erschwerten. Durch einen letzten Waschschritt mit Waschlösung einer geringen Salzkonzentration konnte die Schlierenbildung erheblich reduziert werden. Da jedoch eine niedrige Salzkonzentration mit einer erhöhten Stringenz des Waschschrittes einhergeht, führte dies teilweise zur Abnahme der Signalintensität und damit zur erhöhten Streubreite der Cy5/Cy3-Fluoreszenzen. Ein Nachwaschen mit Ethanol (70 %) erlaubte das Waschen in Abwesenheit von Salzen, vermied die Schlierenbildung und führte im aCGH-Profil zur geringsten Streuung der Cy5/Cy3-Fluoreszenzverhältnisse (Tabelle 46).

Tabelle 46: Einfluss von verschiedenen Waschschritten auf die Schlierenbildung

Nachwaschen	Hybridisierte Test-DNA	Standardabweichung der Streuung der $\log_2$ Cy5/Cy3-Fluoreszenzverhältnisse aller Spots	Schlieren-bildung
Ohne (Standard)	Trisomie 21-Zellpool	0,49 (Mittelwert: 0)	Ja
Wasser; 5 s; 25 °C	Trisomie 21-Zellpool	0,50 (Mittelwert: 0)	Nein
Tris-HCl (10 mM) pH = 7,4; 5 s; 25 °C	Trisomie 21-Zellpool	0,73 (Mittelwert: 0)	Nein
Ethanol (70 %); 1 min; 25 °C	Trisomie 21-Zellpool	0,37 (Mittelwert: 0)	Nein

Optimierung des Spottingpuffers

Beim Testmicroarray II wurden Doughnut-Spots nach der Hybridisierung erhalten, deren unregelmäßige Morphologie die Auswertung der Cy5/Cy3-Ratios erschwerte. Durch eine Erniedrigung der Oberflächenspannung des verwendeten Spottingpuffers (PBS) sollten die Spots homogener werden. Daher wurde das BAC-DNA-Set auf den Testmicroarray III in zwei weiteren Spottingpuffern gespottet. Der Einfluss des Spottingpuffers auf die Qualität der aCGH wurde nach Hybridisierung von Zellpool-DNA eines Trisomie 21-Patienten zunächst anhand der Spotmorphologie überprüft (Abb. 40). Durch Zugabe von SDS zu PBS konnte die Oberflächenspannung verringert werden. Ein weiterer oft verwendeter Spottingpuffer (3X SSC) wurde ebenfalls ausgetestet und führte neben einer guten Spot-Homogenität auch zu den höchsten Fluoreszenzintensitäten der Spots. Zudem kam es bei der Verwendung von 3X SSC auch zur besten Trennung der Fluoreszenzverhältnisse von Spots von Chromosom 21 und den übrigen Spots (Abb. 41).

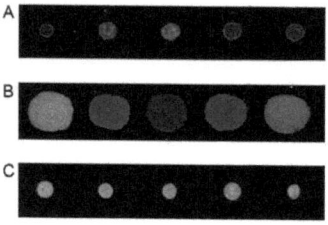

Abb. 40:Vergleich der Spotmorphologie bei Verwendung verschiedener Spottingpuffer
Gezeigt sind exemplarische Ausschnitte eines hybridisierten Testmicroarrays III, nach Verwendung von PBS (A), 0,005 % SDS in PBS (B) oder 3X SSC (C) als Spottingpuffer. Die Größe und Homogenität der Spots variiert je nach verwendetem Spottingpuffer.

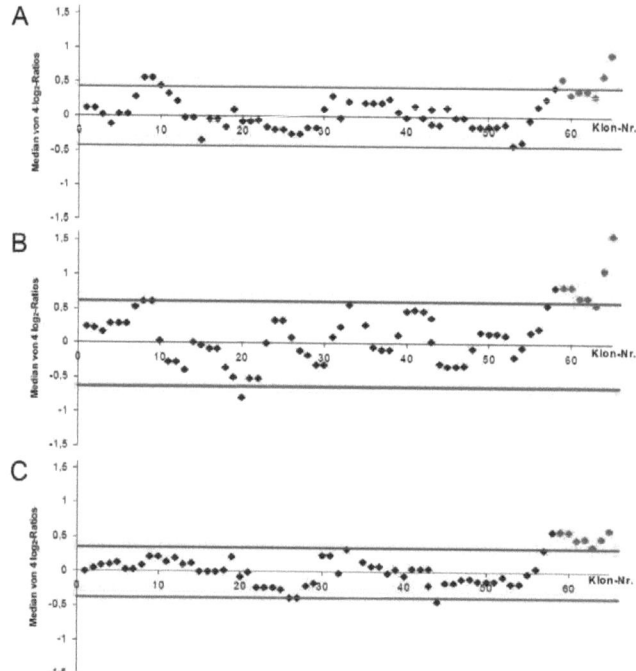

Abb. 41: aCGH-Profile nach Verwendung von verschiedenen Spottingpuffern
Hybridisiert wurde Cy5-markierte Zellpool-DNA eines Trisomie 21-Patienten gegen Cy3-markierte Referenz-DNA. Aufgetragen ist der Median von 4 $\log_2$-Ratios der Cy5/Cy3-Fluoreszenzen gegen die Nr. der BAC-Klone (1-58 von Chromosom 1, 4, 5, 7, 8, 10, 15, 17 blau markiert; 59-65 von Chromosom 21, pink). Die gleiche BAC-DNA ist jeweils in verschiedenen Spottingpuffern auf die Microarrayoberfläche gespottet worden: A) PBS B) PBS/0,005 % SDS C) 3X SSC. Die roten Linien umfassen 95 % der Cy3/Cy5-Fluoreszenzverhältnisse der Normalisierungs-BAC-Klone. Auf diese Weise ist die Unterscheidung von aberranten und nicht-aberranten Regionen der hybridisierten DNA möglich

Durch Analyse der DNA-Spots, bei denen 3X SSC als Spottingpuffer verwendet wurde, konnte eine gute Trennung der Cy5/Cy3-Fluoreszenzen der BAC-Spots von Chromomsom 21 von den restlichen BAC-Spots bei Hybridisierung der DNA auch un einer Trisomie21-Einzelzelle erzielt werden (Abb. 42).

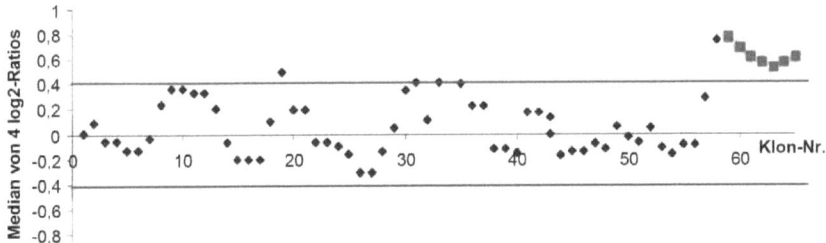

Abb. 42: CGH-Profil bei Hybridisierung einer Trisomie 21-Einzelzelle unter Verwendung von 3X SSC als Spottingpuffer
Hybridisiert wurde Cy5-markierte DNA einer Trisomie 21-Einzelzelle unter Verwendung von Cy3-markierter Referenz-DNA. Aufgetragen ist der Median von vier $\log_2$-Ratios der Cy5/Cy3-Fluoreszenzen gegen die Nr. der BAC-Klone (1-58 von Chromosom 1, 4, 5, 7, 8, 10, 15, 17 blau markiert; 59-65 von Chromosom 21, pink). Rote Linien repräsentieren Grenzwerte, welche 95 % der Cy3/Cy5-Fluoreszenzverhältnisse der Normalisierungs-BAC-Klone einschließen. Auf diese Weise ist die Unterscheidung von aberranten und nicht-aberranten Regionen der hybridisierten DNA möglich.

Bestimmung der minimalen BAC-DNA-Einsatzmenge für die Amplifikation

Da die Präparation der BAC-DNA sehr zeit- und kostenintensiv ist, sollte die minimale BAC-DNA-Einsatzmenge bestimmt werden, die für eine sichere Bestimmung der Trisomie 21 einer Einzelzell-DNA ausreicht. Daher wurden vier BAC-DNA-Sets aus verschiedenen BAC-DNA-Einsatzmengen amplifiziert und auf den Testmicroarray III gespottet. Dabei wurden für die verschiedenen BAC-DNA-Sets 0,005 % SDS in PBS als Spottingpuffer verwendet, da zum Zeitpunkt der Herstellung des Testmicroarrays III dieser Spottingpuffer als optimal vermutet wurde. Es zeigte sich, dass mindestens 5 ng an BAC-DNA in die MseI-PCR-Amplifikation eingesetzt werden müssen, um erfolgreich eine Trisomie 21 in der DNA einer Einzelzelle detektieren zu können (Abb. 43).

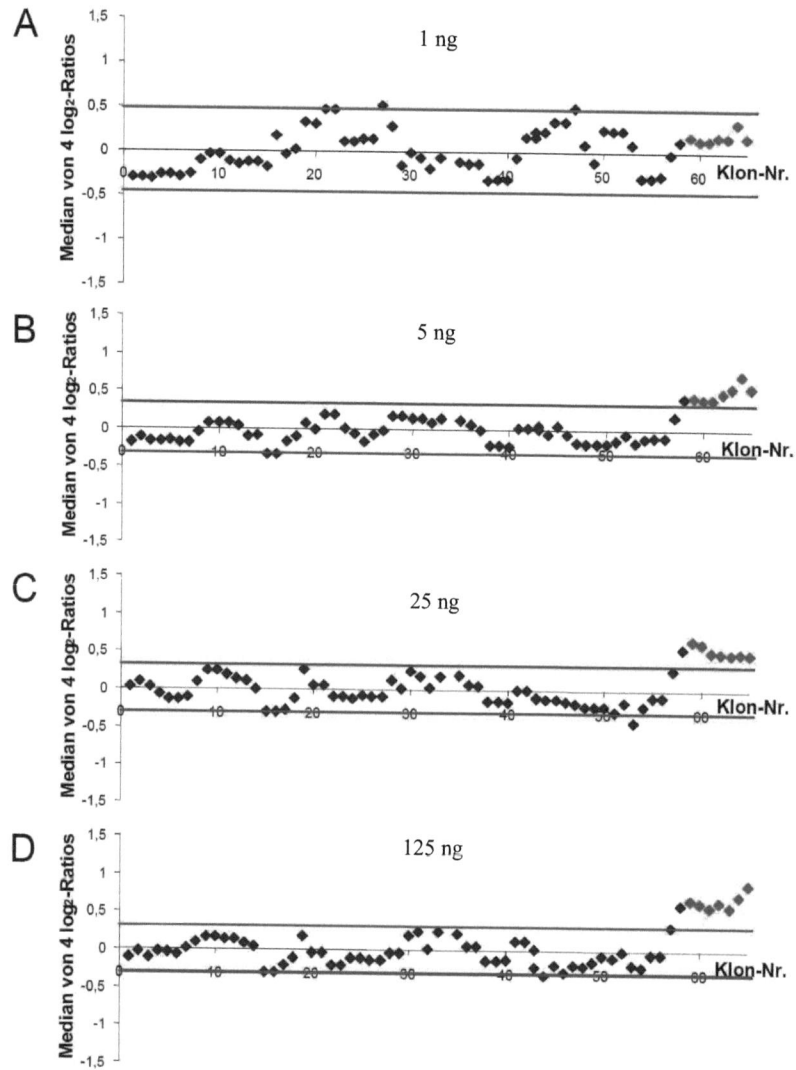

Abb. 43: aCGH Plots nach Analyse von BAC-Sets, die aus verschiedenen Einsatzmengen BAC-DNA generiert wurden
Auf den Testmicroarray III wurden BACs gespottet, für deren Amplifikation zuvor 1 ng (A), 5 ng (B), 25 ng (C) oder 125 ng (D) BAC-DNA eingesetzt wurden. Hybridisiert wurde Cy5-markierte DNA einer Trisomie 21-Einzelzelle unter Verwendung von Cy3-markierter Referenz-DNA. Aufgetragen ist der Median von vier $\log_2$-Ratios der Cy5/Cy3-Fluoreszenzen gegen die Nr. der BAC-Klone (1-58 von Chromosom 1, 4, 5, 7, 8, 10, 15, 17 blau markiert; 59-65 von Chromosom 21, pink) nach Auswertung der jeweiligen BAC-Spots. Rote Linien repräsentieren Grenzwerte, welche 95 % der Cy3/Cy5-Fluoreszenzverhältnisse der Normalisierungs-BAC-Klone einschließen. Auf diese Weise ist die Unterscheidung von aberranten und nicht-aberranten Regionen der hybridisierten DNA möglich.

aCGH von Chromosom 17 zur Analyse von Einzelzell-DNA

Validierung des Chromosom 17-Microarrays

Mit den optimierten Parametern zur Herstellung von aCGH-Microarrays wurde ein BAC-Microarray zur hochaufgelösten Analyse von Chromosom 17 hergestellt. Wie bereits erwähnt, ist die Herstellung von hochaufgereinigter BAC-DNA ein sehr zeitaufwändiger und teurer Prozess. Daher wurde von jeder amplifizierten BAC-DNA des Chromosoms 17 zusätzlich ein Reamplifikat angefertigt und mit auf den Microarray gespottet. Sollte die reamplifizierte DNA ebenfalls zur Analyse von Einzelzellen geeignet sein, können in Zukunft Microarrays kostengünstiger und mit wesentlich weniger Aufwand hergestellt werden.

Zur Validierung des Chromosom 17-Microarrays wurde zunächst DNA eines Zellpools der Zelllinie BT474 hybridisiert, da diese bereits in der CGH eine deutliche Amplifikation auf Chromosom 17 zeigte (Abb. 44 A). Die aCGH-Analyse der Zellpool-DNA zeigte dagegen mehrere kleinere Amplifikationen auf Chromosom 17. Offensichtlich besteht die beobachtete Amplifikation im CGH-Profil aus mehreren Amplifikationen kleinerer Regionen (Abb. 44 B). Die aCGH-Analyse, die nur die reamplifizierte BAC-DNA Spots einbezog (Abb. 44 C), zeigte die gleichen Aberrationen an, die mit Hilfe der amplifizierten BAC-DNA erhalten wurden (Abb. 44 B). Interessanterweise zeigte das publizierte aCGH-Profil (Abb. 44 D; [63]), welches durch Hybridisierung unamplifizierter Proben-DNA erhalten wurde, keine auffallenden abweichenden genomischen Aberrationen von den eigenen Daten. Dabei wurde beim Chromosom 17-Microarray eine Glättung des aCGH-Profils durch die Berechnung des Medians von fünf aufeinanderfolgenden Datenpunkten durchgeführt, da auf diese Weise eine bestmögliche Übereinstimmung mit den Daten der Literatur erzielt werden konnte.

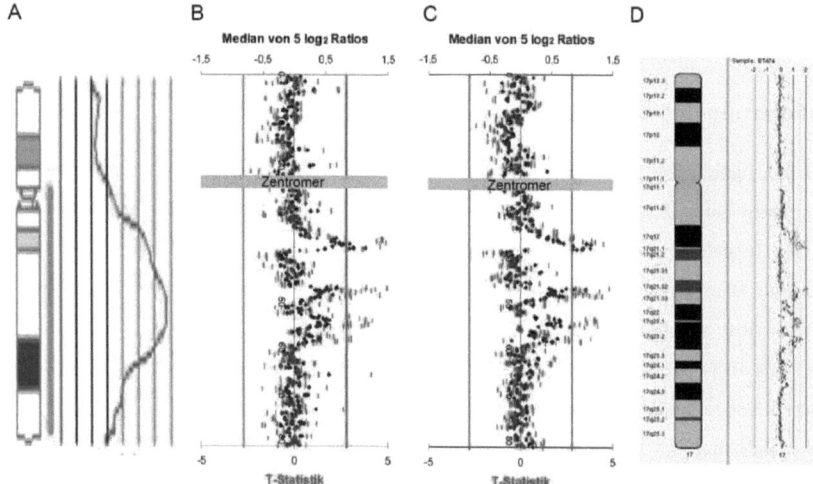

Abb. 44: aCGH-Profile von Chromosom 17 der DNA eines BT474-Zellpools
20 Zellen der Zelllinie BT474 wurden isoliert und mittels MseI-Adapter-Linker-PCR amplifiziert. Dargestellt ist das entsprechende CGH-Profil (A), aCGH-Profil der gleichen Probe unter Analyse von amplifizierter BAC-DNA (B) bzw. reamplifizierter BAC-DNA (C) sowie ein entsprechendes aCGH-Profil aus der Literatur (D) [63]. Ausschläge nach rechts von der Nulllinie zeigen einen Zugewinn an DNA an, wohingegen Ausschläge nach links DNA-Deletionen anzeigen. In den Profilen B und C ist zusätzlich eine T-Statistik (pinke Werte) vorhanden, die Aberrationen mit einer Fehlerwahrscheinlichkeit von 5 % bei Über- bzw. Unterschreiten der Signifikanzgrenzen (pinke Linien) anzeigt.

Zur weiteren Validierung wurde anschließend eine Einzelzelle der BT474-Zelllinie auf den Microarray hybridisiert. Die aCGH-Plots aus der Analyse von amplifizierter (Abb. 45 A) und reamplifizierter BAC-DNA (Abb. 45 B) einer BT474-Einzelzelle zeigten wie schon bei der Hybridisierung von Zellpool-DNA übereinstimmende Aberrationen an. Diese unterschieden sich kaum von den publizierten genomischen Aberrationen, die durch Hybridisierung von amplifizierter DNA erhalten wurden (Abb. 45 C) und des aCGH-Profils des BT474-Zellpools (Abb. 44). Jedoch konnte eine zusätzliche Deletion detektiert werden. Daher wurde eine Fluoreszenz-in-situ-Hybridisierung (FISH) durchgeführt, um einige der detektierten genomischen Aberrationen zu bestätigen (Abb. 45 D-G). Alle überprüften Amplifikationen sowie die zusätzliche Deletion konnten durch die FISH-Analyse bestätigt werden (BAC-Sonde-zu-Zentromer-Ratio (B/Z): „Amplifikation D": 5,26; „Amplifikation E": 4,16; „Amplifikation F": 3,56; „Deletion G": 0,56). Dabei wurden die Fluoreszenzsignale von jeweils mindestens 30 Zellkernen ausgezählt

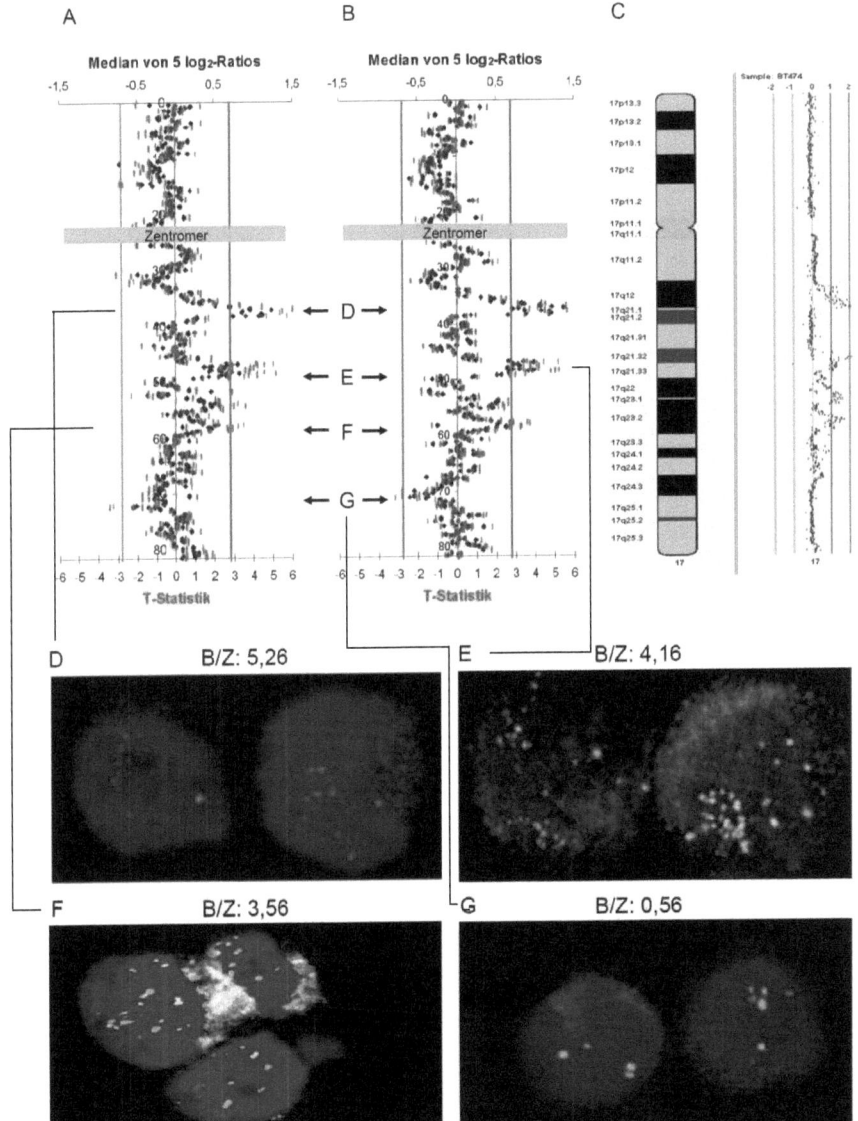

Abb. 45: aCGH-Plots einer BT474-Einzelzell-DNA und Verifizierung einiger Aberrationen durch FISH
Die aCGH-Profile von Chromosom 17 der DNA einer BT474-Einzelzelle ähneln sich bei Analyse von amplifizierter (A) und reamplifizierter BAC-DNA (B) stark. Zudem wurde eine große Übereinstimmung mit dem BT474-aCGH-Profil aus der Literatur (nicht-amplifizierte DNA) (C) gefunden. Zur Verifizierung einiger genomischer Aberrationen (bezeichnet in (A und B)) wurden FISH-Sonden aus jeweils einem BAC-Klon generiert. Die anschließende FISH (cyanblau: Zentromersonde von Chromosom 17; orange/rot: BAC-Sonde) auf eine BT474-Zelllinie konnte alle Aberrationen verifizieren: D) „Amplifikation D"; E) „Amplifikation E"; F) „Amplifikation F"; G) „Deletion G". Die BAC-Sonde-zu-Zentromer-Ratios (B/Z) sind über den FISH-Bildern angegeben.

Auch die Hybridisierung der DNA einer T47D-Einzelzelle zeigte eine fast vollständige Übereinstimmung der aCGH-Profile nach Analyse von amplifizierter und reamplifizierter BAC-DNA. Beide erhaltenen Profile sind bis auf wenige Ausreißer-Spots auch mit dem entsprechenden aCGH-Profil aus der Literatur übereinstimmend.

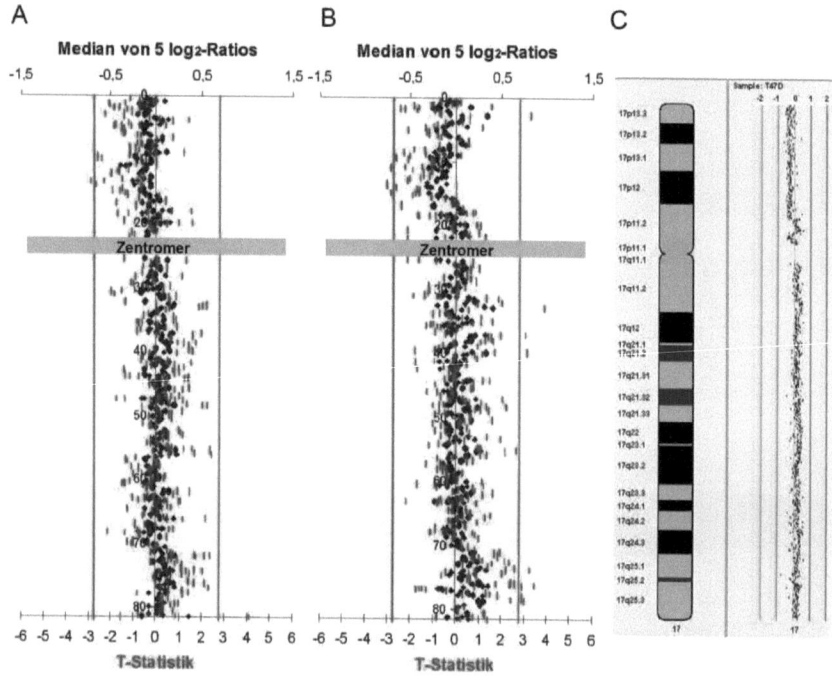

Abb. 46: aCGH-Profile der DNA einer T47D-Einzelzelle
Die aCGH-Profile von Chromosom 17 der DNA einer T47D-Einzelzelle nach Analyse von amplifizierter (A) und reamplifizierter BAC-DNA (B) unterscheiden sich kaum. Zudem konnte eine große Übereinstimmung mit dem T47D- aCGH-Profil aus der Literatur [63] (C) gefunden werden.

Schließlich wurde die Einzelzell-DNA einer dritten Zelllinie, SKBR3, auf den Chromosom 17-Microarray hybridisiert. Auch hier konnten alle genomischen Aberrationen der aCGH-Analyse aus der Literatur [63] detektiert werden. Zwei Amplifikationen und eine Deletion wurden mit FISH-Analysen (BAC-Sonde-zu-Zentromer-Ratio: D: 0,39; E: 0,46; F: 1,71) bestätigt (Abb. 47).

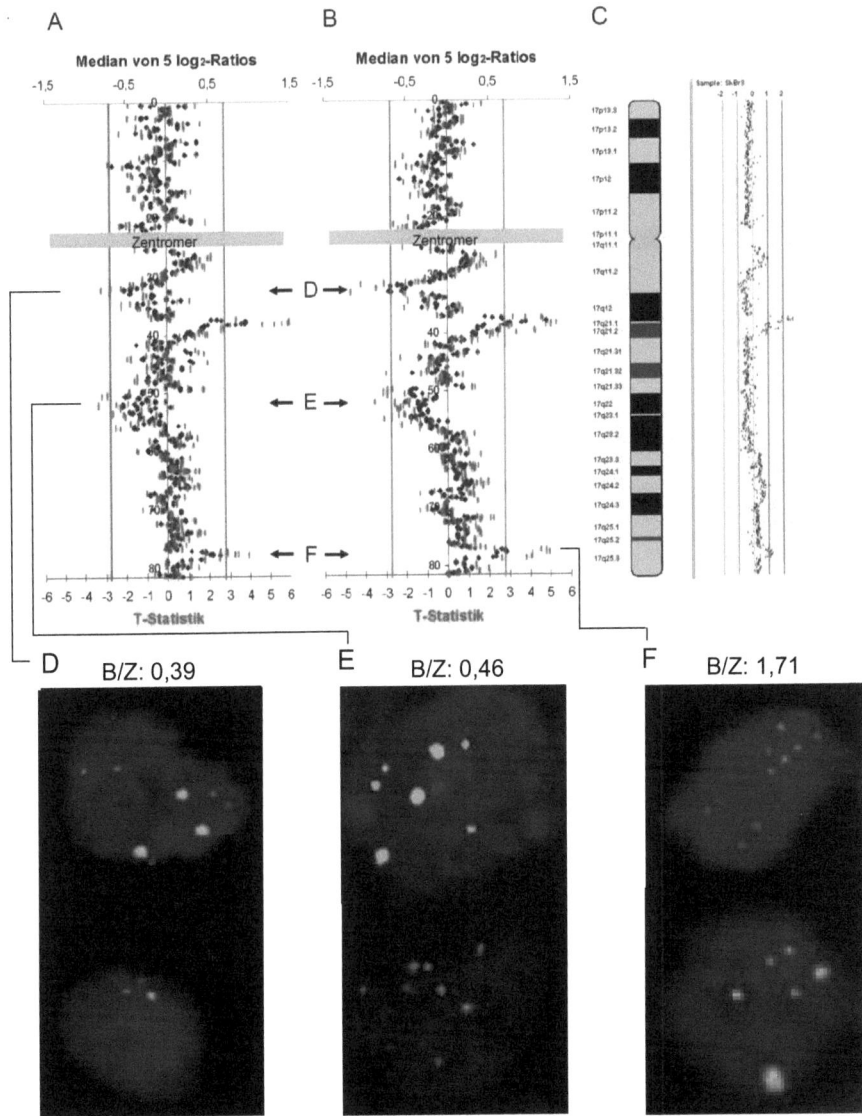

Abb. 47: aCGH-Plots der DNA einer BT474-Einzelzelle und Verifizierung der Aberrationen durch FISH
Die aCGH-Profile von Chromosom 17 der DNA einer SKBR3-Einzelzelle ähneln sich bei Analyse von amplifizierter (A) und reamplifizierter BAC-DNA (B) stark. Zudem konnte eine große Übereinstimmung mit dem SKBR3-aCGH-Profil aus der Literatur (nicht-amplifizierte DNA) (C) gefunden werden. Zur Verifizierung einiger genomischer Aberrationen [bezeichnet in (A und B)] wurden FISH-Sonden aus jeweils einem BAC-Klon generiert. Die anschließende FISH-Analyse (cyanblau: Zentromersonde von Chromosom 17; rot bzw. orange: BAC-Sonde) der SKBR3-Zelllinie konnte alle Aberrationen verifizieren: D) „Deletion D"; E) „Deletion E"; F) „Amplifikation F". Die BAC-Sonde-zu-Zentromer-Ratios (B/Z) sind über den FISH-Bildern angegeben.

Optimierung der bioinformatischen Analyse von aCGH-Daten

Bei der Analyse der aCGH-Profile von DTCs fiel auf, dass Aberrationen, die in der CGH vorhanden waren, in der aCGH zum Teil nur tendenziell detektiert werden konnten (Abb. 48).

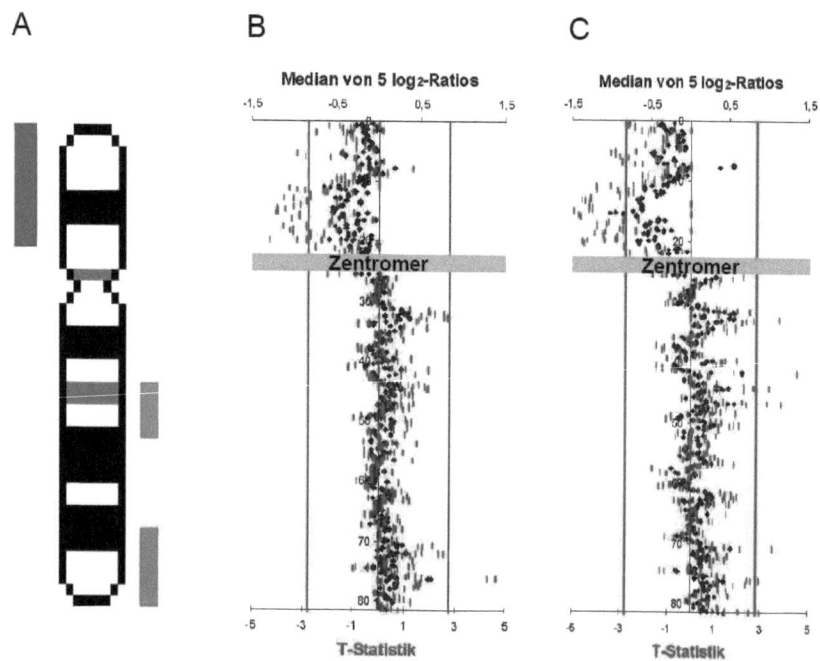

Abb. 48: Vergleich von CGH-Profil und aCGH-Profil der Zelle 3266_LK_T2
Die CGH (A) detektiert in der DTC 3266_LK_T2 Aberrationen (Amplifikation grün, Deletion orange), die durch die aCGH nach Analyse der amplifizierten (B) bzw. reamplifizierten BAC-DNA (C) nur tendenziell erkennbar sind.

Um eine bessere Übereinstimmung der aCGH-Daten mit den CGH-Daten zu erzielen, wurden die aCGH-Daten mit Hilfe des Informatikers Herrn Dr. Thomas Ragg und seinem Masterstudenten Jonas Grote mit einem anderen Algorithmus prozessiert. Dazu wurde nach Ausschluss von zu schwach intensiven Spots (A < 2: siehe Methoden: „Scannen und Analyse der Microarrays" S. 50ff) und globaler Normalisierung (die Fluoreszenzverhältnisse aller Spots wurden auf Null gesetzt) die Daten durch einen Savitzky-Golay-Filter geglättet. Zusätzlich wurde aus den aCGH-Profilen von 10 Einzelzellen, deren Chromosom 17 nicht aberrant war (9 normale einzelne Blutzellen und eine Blutzelle eines Trisomie 21-Patienten) ein Durchschnittsprofil errechnet, welches als nicht aberrant angenommen wurde. Von den gemessenen Fluoreszenzverhältnissen der Spots der aCGH der jeweiligen Einzelzelle wurde dann die Differenz zum Durchschnittsprofil gebildet. Dies führte u. a. zur Glättung der aCGH-Profile (Abb. 49 A und B), aber auch zur besseren Detektion von Aberrationen auf Chromosom 17 einer DTC (Abb. 49 C und D).

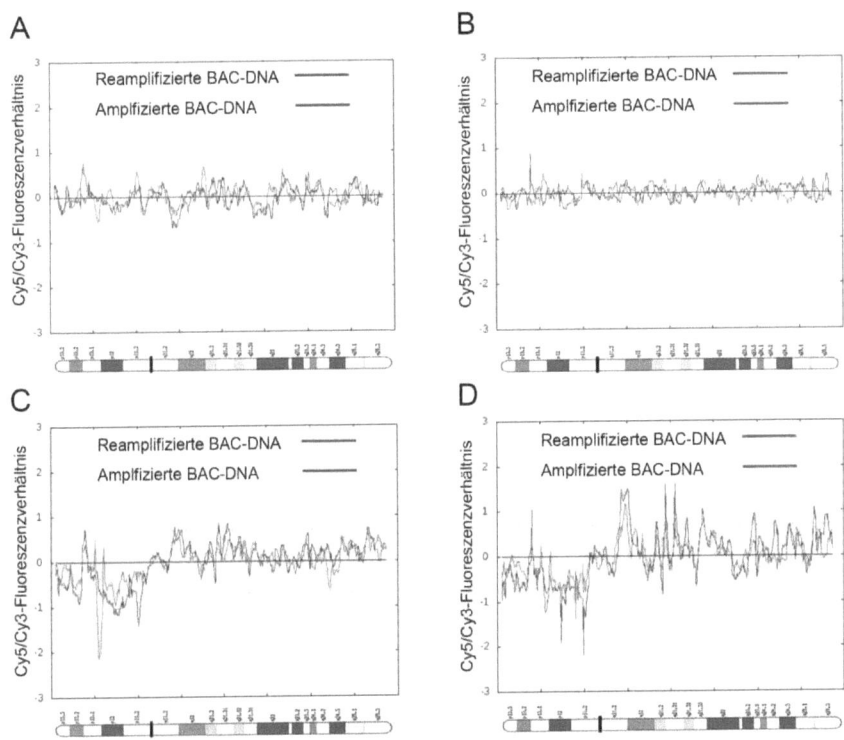

Abb. 49: aCGH-Profile von Einzelzellen nach Auswertung mit Hilfe des neuen Algorithmus
Das aCGH-Profil einer Einzelzelle eines gesunden Spenders, welches u. a. durch einen Savitzky-Golay-Filter geglättet wurde (A), konnte durch Differenzbildung zu einem Normaldurchschnittsprofil weiter normalisiert werden (B). So konnten nach Analyse einer DTC (3266_LK_T2) ohne Differenzbildung zum Normaldurchschnittsprofil (C) kaum Aberrationen auf dem q-Arm von Chromosom 17 detektiert werden. Jedoch führte die Differenzbildung zum Normaldurchschnittsprofil zu einer besseren Übereinstimmung von Aberrationen, welche im aCGH-Profil (D) und dem CGH-Profil derselben DTC (Abb. 48 A) dargestellt sind.

Vergleich der aCGH-Profile nach Hybridisierung von Einzelzell-DNA auf amplifizierter und reamplifizierter BAC-DNA

Bei Betrachtung der erhaltenen aCGH-Profile wird deutlich, dass auch mit der neuen Berechnung die aCGH-Profile der BAC-DNA Spots aus amplifizierter und reamplifizierter BAC-DNA generell übereinstimmten. Dennoch konnten kleine Unterschiede festgestellt werden. So sind z. B. die Signale des aCGH-Profils, welches durch Analyse der reamplifizierten BAC-DNA erhalten wird, oft stärker ausgeprägt. Zur genaueren Analyse, wurden die reanalysierten aCGH-Profile der Einzelzellen von BT474 und SKBR3 mit den bereits gezeigten FISH-Daten (Abb. 50) erneut verglichen.

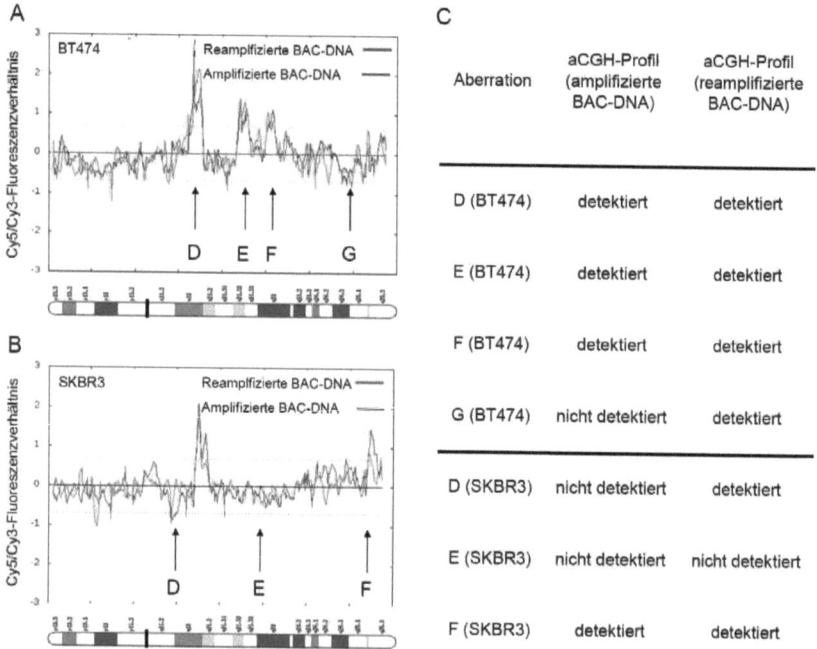

Abb. 50.: Vergleich der aCGH-Profile von amplifizierter und reamplifizierter DNA nach neuer Auswertung mit FISH-Daten
Die aCGH-Profile der DNA einer BT474-Einzelzelle (A) und einer SKBR3-Einzelzelle (B) sind jeweils für die amplifizierte (grün) und reamplifizierte (rot) BAC-DNA aufgetragen. Die bereits durchgeführte FISH auf ausgewählte Aberrationen (Abb. 45 und Abb. 47) wurden mit den jeweiligen Profilen verglichen und deren Detektionsfähigkeit tabellarisch dargestellt (C).

Durch die Analyse der reamplifizierten BAC-DNA wurden sechs der sieben FISH-bestätigten Aberrationen detektiert, wohingegen das aCGH-Profil von amplifizierter BAC-DNA nur vier von sieben FISH-bestätigten Aberrationen anzeigte. Somit konnte die erhöhte Sensitivität der aCGH bei Analyse von reamplifizierter BAC-DNA im Vergleich zu amplifizierter BAC-DNA bestätigt werden. Die mit einer erhöhten Sensitivität oft einhergehende reduzierte Spezifität wird auch bei Betrachtung des Normalzellprofils (Abb. 49 A und B) deutlich. Dort ist ausschließlich im aCGH-Profil durch Analyse der reamplifizierten BAC-DNA Spots eine Aberration erkennbar.

Vergleich der aCGH-Profile mit CGH-Profilen einzelner DTCs

Zunächst sollte überprüft werden, welche Unterschiede beim direkten Vergleich der aCGH-Profile mit den CGH-Profilen bei verschiedenen DTCs auftreten. Dazu wurde ein direkter Vergleich zwischen CGH- und aCGH-Profilen anhand von vier *HER2*-positiven (*HER2$^+$*) DTCs durchgeführt. Der *HER2*-Status war dabei zuvor durch qPCR (im Rahmen der Promotionsarbeit von Sophie Pasch; noch nicht publiziert) bestimmt worden und nur solche DTCs als *HER2$^+$* bewertet worden, bei denen der Signifikanzwert für das Vorhandensein der *HER2*-Amplifikation 5 % unterschritt ($p < 0{,}05$). Als HER2-negative (*HER2$^-$*) DTCs werden solche DTCs definiert, in denen eine *HER2*-Amplifikation nicht nachgewiesen werden kann. Der direkte Vergleich der CGH- und aCGH-Profilen dieser vier *HER2$^+$*-DTCs zeigt, dass die größeren genomischen Aberrationen der CGH offenbar aus mehreren Amplifikationen kleinerer Regionen bestehen, wie in verschiedenen aCGH-Profilen angezeigt (Abb. 51). So treten in der oft beobachteten zentromernahen Amplifikation auf Chromosom 17q in der CGH mindestens drei verschiedene kleine Regionen in drei der gezeigten aCGH-Profile (Abb. 51 A bis C) auf, wobei eine den *HER2*-Genlokus enthält. Eine DTC wurde dabei anhand der qPCR als *HER2$^+$* befunden, was in der aCGH jedoch nicht bestätigt werden konnte (Abb. 51 D). Vereinzelte kleine Deletionen wie z. B. auf 17p (Abb. 51 C) wurden dagegen in der CGH nicht angezeigt. Bei allen Vergleichen ist eine gewisse Verschiebung zwischen dem aCGH-Profil und dem CGH-Profil zu beobachten, so dass die beobachteten Positionen der Aberrationen im aCGH-Profil nicht genau mit den Positionen der Aberrationen im CGH-Profil übereinstimmen. Wie schon in den aCGH-Profilen der einzelnen Tumorzellen von Zelllinien gezeigt, werden auch die Aberrationen in einzelnen DTCs durch Analyse der reamplifizierten BAC-DNA-Spots meist deutlicher als durch Analyse der amplifizierten BAC-DNA angezeigt.

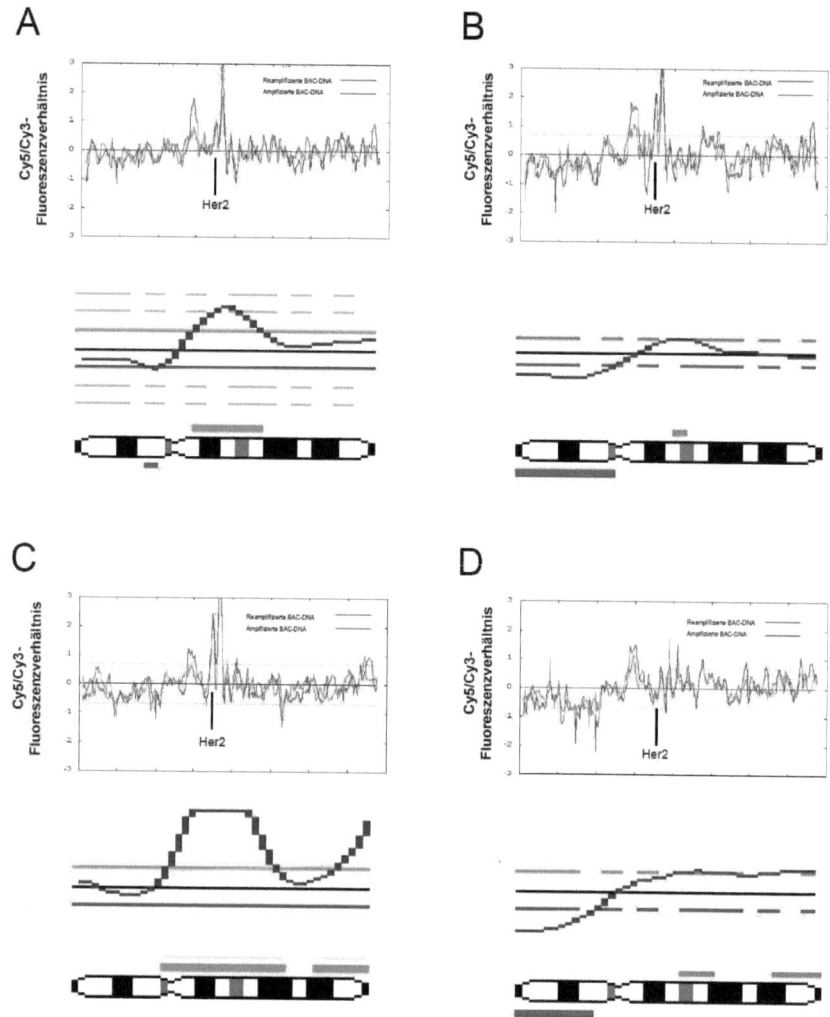

Abb. 51: aCGH-Profile und CGH-Profile einzelner DTCs im direkten Vergleich

Alle aCGH-Profile der *HER2⁺*-DTCs (*HER2*-Status durch qPCR bestimmt) weisen in der zentromernahen Region auf dem q-Arm mehrere distinkte kleine Aberrationen auf, wohingegen im CGH-Profil nur jeweils eine größere Aberration zu erkennen ist. Bei drei DTCs (A bis C) konnte die zuvor durch qPCR bestimmte *HER2*-Amplifikation durch die aCGH bestätigt werden. Eine DTC (D) wurde anhand der aCGH jedoch als *HER2⁻* befunden.

Vergleich der aCGH-Daten mit vorhandenen qPCR-Daten

Ein selektiertes DTC-Kollektiv aus sechs $HER2^+$-DTCs und elf $HER2^-$-DTCs ($HER2$-Status bestimmt durch qPCR) wurde anschließend zur genaueren Validierung des Chromosom 17-Microarrays verwendet. Nach Analyse der einzelnen aCGH-Profile konnte bei 15 der 17 DTCs der $HER2$-Status richtig bestimmt werden. Alle $HER2^-$-DTCs wurden dabei in der aCGH als richtig negativ beurteilt. Von den sechs $HER2^+$-DTCs konnte bei vier DTCs mit der aCGH eine Amplifikation detektiert werden. Dabei zeigten die Profile nach Analyse der reamplifizierten BAC-DNA-Spots das gleiche Resultat wie durch Analyse der amplifizierten BAC-DNA-Spots bezüglich des $HER2$-Genlocus. Bei Verminderung des Signifikanzwertes für die Bestimmung des Vorhandenseins einer $HER2$-Amplifikation durch die qPCR von $p < 0{,}05$ auf unter $0{,}0079$ stimmt der $HER2$-Status sogar für alle DTCs überein. Dies gilt sowohl für die aCGH-Analyse unter Verwendung der amplifizierten als auch reamplifizierten BAC-DNA.

So unterschieden sich auch die kumulativen aCGH-Profile aus $HER2^+$- und $HER2^-$-DTCs am $HER2$-Genlocus deutlich, sowohl nach Analyse der amplifizierten BAC-DNA wie auch der reamplifizierten BAC-DNA (Abb. 52 A bis D). Dagegen konnte bei den kumulativen metaphasebasierten CGH-Profilen aus $HER2^+$- und $HER2^-$-DTCs am $HER2$-Genlocus kein deutlicher Unterschied festgestellt werden (Abb. 52 E und F). Anhand der $HER2^+$-DTCs wurde das angestrebte erhöhte Auflösungsvermögen der aCGH gegenüber der CGH eingehender untersucht. Nach Auswertung der kumulativen CGH-Profile lässt sich ein Bereich von 25,3 Mbp (17q11.1q21.33) identifizieren, welcher in mindestens 50 % der analysierten Zellen aberrant ist. Bei Betrachtung der kumulativen aCGH-Profile nach Analyse der amplizierten BAC-DNA lässt sich dieser Bereich in vier häufige Amplifikationen aufgliedern, welche in mindestens 50 % der DTCs detektiert werden konnten (Tabelle 47). Auch nach Analyse der aCGH-Profile unter Verwendung von reamplizierter BAC-DNA zeigen sich zwei häufiger auftretende distinkte Amplifikationen (Tabelle 47). Somit kann die Anzahl der aberranten Gene des oben genannten Bereichs von 660 in der metaphasebasierten CGH durch Analyse der aCGH auf 95 Gene (amplifizierter BAC-DNA) bzw. 118 Gene (reamplifizierten BAC-DNA) reduziert werden. Zudem bedeutet dieser Befund, dass die Auflösung der aCGH wesentlich höher als die Auflösung der metaphasenbasierte CGH ist. Des Weiteren sind in den kumulativen Profilen aus amplifizierter BAC-DNA in den $HER2^+$-DTCs zwei Bereiche [17q21.1 (enthält $HER2$) und 17q21.2] gleich häufig vorhanden, während diese in den $HER2^-$-DTCs nicht bzw. selten detektiert wurden (Abb. 52 A und B;

markiert mit *). Somit scheinen diese beiden DNA-Regionen koamplifiziert zu sein. Nach Auswertung der reamplifizierten BAC-DNA ist allerdings ersichtlich, dass die zweite Amplifikation (17q21.2), im Gegensatz zu der Amplifikation des *HER*2-Lokus, nicht spezifisch für $HER2^+$-DTCs ist, da die Häufigkeit der Amplifikation in $HER2^+$-DTC (50 %) und $HER2^-$-DTC (36 %) keinen signifikanten Unterschied aufweist (zweiseitiger Fisher Exakt Test: p = 0,64) (Abb. 52 C und D).

Tabelle 47: Vergleich der in über 50 % der untersuchten $HER2^+$-DTC gefundenen Aberrationen

CGH	aCGH	
Metaphasen als Matrix	Amplifizierte BAC-DNA als Matrix	Reamplifizierte BAC-DNA als Matrix
25,3 Mbp (17q11.1q21.33) 660 Gene	357 kbp (17q11.2) 10 Gene 1,36 Mbp (17q12) 34 Gene 748 kbp (17q21.1) 9 Gene 1,43 Mbp (17q21.2) 42 Gene	2,22 Mbp (17q11.2) 53 Gene 2,8 Mbp (17q12q21.2) 65 Gene

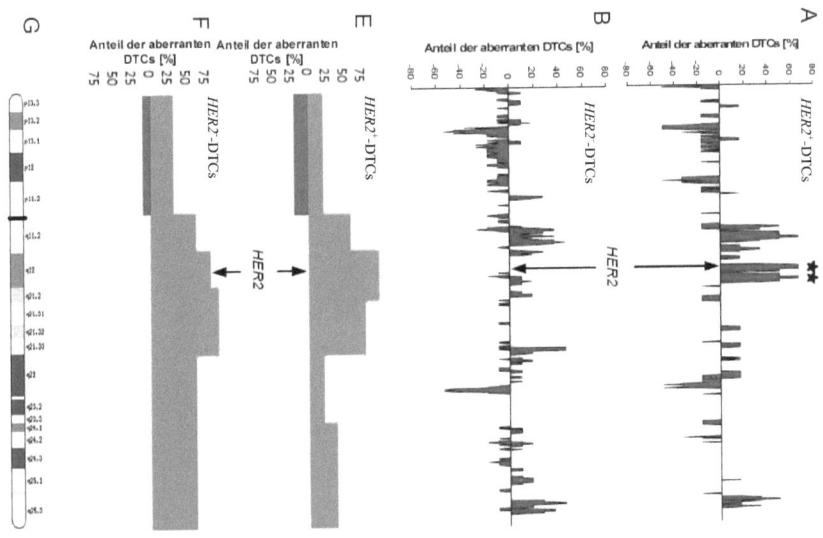

Abb. 52: Vergleich der *HER2⁺*- und *HER2⁻*-Subgruppen eines selektierten DTC-Kollektivs

Die aCGH unter Analyse der amplifizierten BAC-DNA zeigt im Bereich des *HER2*-Genlokus einen deutlichen Unterschied zwischen der *HER2⁺*-DTC-Subgruppe (A) und der *HER2⁻*-DTC-Subgruppe (B). Auch bei Analyse der reamplifizierten BAC-DNA ist im Bereich des *HER2*-Genlokus ein Unterschied zwischen der *HER2⁺*-DTC-Subgruppe (C) und der *HER2⁻*-DTC-Subgruppe (D) zu erkennen. Sterne markieren DNA-Bereiche, welche zunächst koamplifiziert erscheinen. In der metaphasebasierten CGH ist dagegen ein Unterschied zwischen der *HER2⁺*-DTC-Subgruppe (E) und der *HER2⁻*-DTC-Subgruppe (F) am *HER2*-Genlokus nur tendenziell zu erkennen. Die Idiogramme von Chromosom 17 (G und H) dienen der Orientierung auf Chromosom 17.

Vergleich kumulativer aCGH-Profile mit den metaphasebasierten CGH-Profilen eines DTC-Kollektivs

Durch die CGH-Analyse der DTC von Ösophaguskarzinompatienten ergab sich der Verdacht, dass auf Chromosom 17 neben *HER2* möglicherweise weitere therapeutisch relevante Zielstrukturen amplifiziert sein könnten. Durch einen direkten Vergleich des CGH-Profils mit den aCGH-Profilen des Chromosoms 17 sollte abgeschätzt werden, in welchem Ausmaß potenziell relevante Gene durch Verwendung der aCGH gegenüber der CGH eingegrenzt werden können. Daher wurde abschließend das kumulative CGH-Profil mit den kumulativen aCGH-Profilen aller 17 DTCs des selektierten DTC-Kollektivs miteinander verglichen (Abb. 53). Es konnten ähnlich wie beim kumulativen CGH-Profil der $HER2^+$-DTCs eine in über 50 % der DTCs amplifizierte Region (17q11.1q21.33), welche 660 Gene beinhaltet, mit Hilfe der aCGH in mehrere distinkte Bereiche aufgegliedert werden (Tabelle 48). Die Anzahl der häufiger amplifizierten Gene (> 25 %) konnte dabei anhand des kumulativen aCGH-Profils unter Analyse der amplifizierten BAC-DNA auf 52 Gene und mit Hilfe der reamplifizierten BAC-DNA auf 77 Gene eingegrenzt werden.

Tabelle 48: Vergleich der in über 50 % der untersuchten DTC gefundenen Aberrationen

CGH	aCGH	
Metaphasen als Matrix	Amplifizierte BAC-DNA als Matrix	Reamplifizierte BAC-DNA als Matrix
25,3 Mbp (17q11.1q21.33) 660 Gene	694 kbp (17q11.2) 14 Gene	2,28 Mbp (17q11.2) 55 Gene
	1,43 Mbp (17q11.2) 35 Gene	494 Mbp (17q12) 22 Gene
	213 kbp (17q21.1) 3 Gene	

Interessanterweise betrug der Anteil an aberranten Zellen nach Analyse durch eine CGH fast 100 %, wohingegen in der aCGH ein maximaler Anteil an aberranten DTCs von 47 % bei Auswertung von amplifizierter BAC-DNA sowie 65 % bei Auswertung von reamplifizierter BAC-DNA angezeigt wird. Somit scheint die metaphasebasierte CGH im Vergleich zu der aCGH zwar eine geringere Auflösung aber eine höhere Sensitivität aufzuweisen.

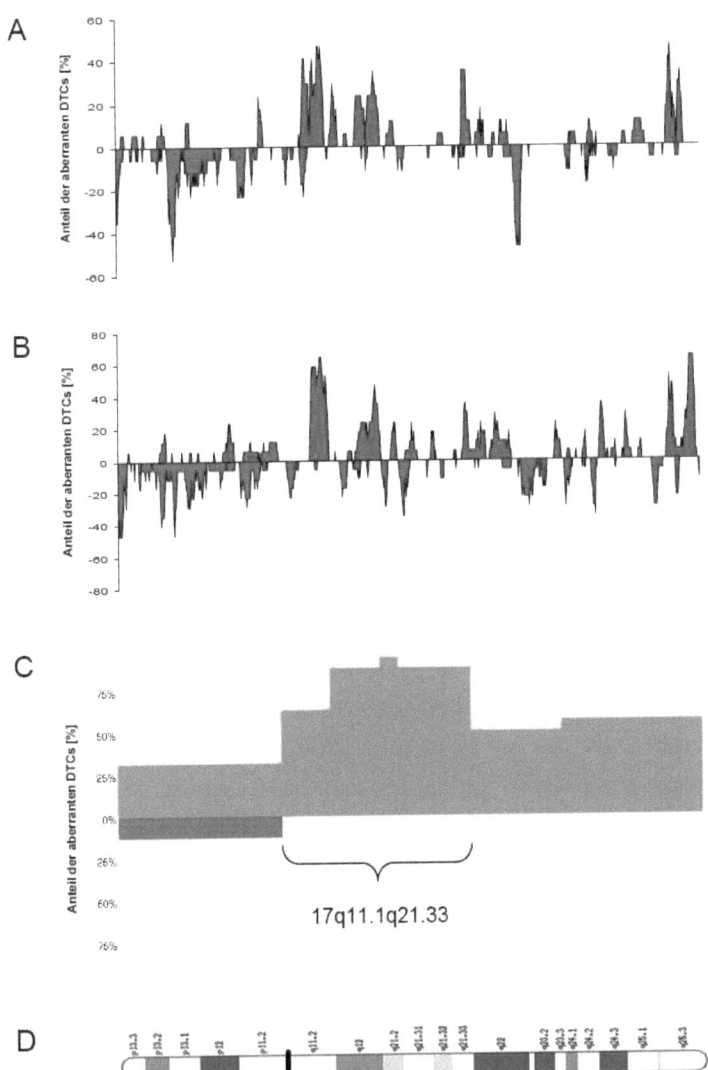

Abb. 53: Vergleich der kumulativen CGH-Profile eines selektierten DTC-Kollektivs.
Die aCGH-Profile unter Analyse von amplifizierter BAC-DNA (A) und reamplifizierter BAC-DNA (B) zeigen amplifizierte (grün) und deletierte (rot) Bereiche auf Chromosom 17 an. Das kumulative CGH-Profil des selektierten Kollektivs (C) detektiert mit geringerer Auflösung Amplifikationen (grün) bzw. Deletionen (rot). Zur Orientierung auf dem Chromosom 17 ist zusätzlich ein Idiogramm abgebildet (D).

Diskussion

Zellen mit einem epithelialen Phänotyp, die sich bei Krebspatienten in mesenchymalen Organen wie Knochenmark oder Lymphknoten detektieren lassen, werden als disseminierte Tumorzellen (DTCs) bezeichnet. Deren Nachweis ist mit einer erniedrigten Überlebenswahrscheinlichkeit für den Patienten assoziiert. Zudem wurde gezeigt, dass diese Zellen tumortypische genomische Veränderungen aufweisen [1, 2, 8-11]. Historisch bedingt werden DTCs bei Ösophaguskarzinompatienten entweder anhand von Zytokeratinen (CK) im Knochenmark (KM) oder anhand des epithelialen Zelladhäsionsmoleküls (EpCAM) im Lymphknoten (LK) identifiziert [19, 38, 64]. Stoecklein et al. führten den bislang einzigen direkten genomischen Vergleich von CK^+-DTCs aus Knochenmark mit $EpCAM^+$-DTCs aus Lymphknoten bei Ösophaguskarzinompatienten durch und zeigten genomische Differenzen zwischen beiden DTC-Gruppen [21]. Diese Daten sollten in der vorliegenden Arbeit zunächst validiert werden. Des Weiteren sollte geklärt werden, ob CK und EpCAM ausschließlich simultan in/auf DTCs exprimiert werden. Zudem sollte untersucht werden, ob die genomischen Unterschiede zwischen $EpCAM^+$-DTCs aus Lymphknoten und CK^+-DTCs aus Knochenmark mit dem Detektionsorgan (Lymphknoten bzw. Knochenmark) oder mit der Expression von unterschiedlichen epithelialen Markern (EpCAM bzw. CK) einhergehen. Dies erfolgte mit Hilfe von EpCAM/CK-doppelgefärbten Knochenmarkaspiraten bzw. Lymphknoten sowie genomischen Analysen der isolierten DTCs durch die Metaphasen Komparative Genomische Hybridisierung (CGH).

Knochenmarkaspirate bzw. Lymphknoten von insgesamt 68 Ösophaguskarzinompatienten wurden mit einer erfolgreich etablierten Doppelfärbung gegen CK18 und EpCAM in einer prospektiven Studie untersucht. Dabei zeigte sich, dass 28 % der Knochenmarkaspirate CK^+-DTCs und 45 % der Lymphknoten $EpCAM^+$-DTCs aufwiesen. Ähnliche Werte fanden auch Stoecklein et al. (37 % bzw. 50 %). Des Weiteren konnte bestätigt werden, dass $EpCAM^+$-DTCs aus dem Lymphknoten mehr genomische Aberrationen aufweisen als CK^+-DTCs aus dem Knochenmark. In dem vorliegenden Datensatz fanden sich keine so deutlichen Aberrationen wie bei Stoecklein et al., die mit der Herkunft der DTCs (Lymphknoten bzw. Knochenmark) assoziiert werden konnten. Interessanterweise gehörte aber das Chromosom 17, welches in beiden DTC-Populationen der Studie von Stoecklein et al. am häufigsten amplifiziert war, auch in den beiden DTC-Populationen dieser Studie zu einem der am häufigsten amplifizierten Chromosomen. Die Unterschiede in der medianen Aberrationszahl

(MAN) sowie der spezifischen Aberrationen der DTCs beim Vergleich mit den Daten von Stoecklein et al. könnten damit erklärt werden, dass die DTCs für diese Arbeit mit einem Antikörper gegen CK18 identifiziert wurden. Stoecklein et al. haben dagegen einen pan-Antikörper gegen CK8/18/19 verwendet, welcher für die in der vorliegenden Arbeit verwendeten Doppelfärbung ungeeignet war. Allerdings konnte in Vorversuchen durch Anfärbung von Knochenmarkaspiraten von 10 Patienten gezeigt werden, dass unabhängig von dem verwendeten Antikörper gegen Zytokeratin (CK18 oder CK8/18/19) die gleichen Patienten als DTC-positiv befunden wurden (Daten nicht gezeigt). Dieses Ergebnis verstärkt die Hypothese, dass der verwendete Antikörper zur Detektion der DTCs nicht für den beobachteten Unterschied ursächlich ist. Somit ist vermutlich die biologische Varianz von DTCs in den individuellen Patienten für die abweichenden Aberrationen der DTCs dieser Arbeit und der Studie von Stoecklein et al. verantwortlich.

Mit der etablierten Doppelfärbung, welche die simultane Bestimmung der EpCAM- und CK-Expression auf DTCs erlaubt, wurden alle drei möglichen Subpopulationen an DTCs ($CK^+/EpCAM^-$; $CK^+/EpCAM^+$; $CK^-/EpCAM^+$) detektiert. Fast alle DTC^+-Patienten (89 % im Knochenmark und 91 % im Lymphknoten) wiesen $CK^+/EpCAM^-$-DTCs auf. Doppelt-positive DTCs ($EpCAM^+/CK^+$) konnten im Knochenmark nur in 11 % der DTC^+-Patienten detektiert werden, wohingegen 45 % der DTC^+-Lymphknoten doppelt-positive DTCs aufwiesen. $CK^-/EpCAM^+$-DTCs wurden im Knochenmark nur einmal detektiert, konnten im Lymphknoten aber in 27 % der DTC^+-Patienten nachgewiesen werden. Die Frage, ob CK und EpCAM ausschließlich simultan in/auf DTCs exprimiert werden, muss somit verneint werden, da die meisten DTCs nur einfach positiv für einen der beiden Marker sind. Somit werden mit einer CK- bzw. EpCAM-Einfachfärbung allein aufgrund des Detektionsmarkers unterschiedliche DTC-Populationen detektiert. Dies bedeutet allerdings nicht zwingend, dass die bei Stoecklein et al. und in der vorliegenden Arbeit gefundenen genomischen Unterschiede zwischen den DTC-Populationen aus Knochenmark und Lymphknoten ausschließlich mit dem Marker zusammenhängen. Daher sollte als nächstes geklärt werden, ob der Detektionsmarker und/oder das Detektionsorgan mit dem beobachteten genetischen Unterschied zwischen CK^+-DTCs aus dem Knochenmark und den $EpCAM^+$-DTCs aus dem Lymphknoten einhergeht.

Um einen Zusammenhang des Detektionsmarkers mit genetischen Unterschieden der DTCs zu untersuchen, wurden zunächst unterschiedliche DTC-Populationen innerhalb eines Organs untersucht. Dabei konnten hinsichtlich spezifischer Aberrationen keine signifikanten

Unterschiede festgestellt werden. Auch die medianen Anzahlen an genomischen Aberrationen zwischen den verschiedenen DTCs innerhalb eines Organs waren vergleichbar.

Ob genetische Unterschiede der DTCs mit dem Detektionsorgan einhergehen, wurde anhand eines Vergleichs gleicher DTC-Populationen aus den zwei verschiedenen Organen (KM und LK) ermittelt. CK^+-DTCs aus dem Knochenmark unterschieden sich von den $EpCAM^+$-DTCs aus dem Lymphknoten hinsichtlich der spezifischer Aberrationen hauptsächlich durch das Fehlen der Deletion auf Chromosom 4p ($p < 0{,}01$). Dagegen wiesen gleiche DTC-Populationen aus Knochenmark bzw. Lymphknoten die drei größten Differenzen auf den Chromosomen 1q ($p < 0{,}01$), 5 ($p < 0{,}01$) und 13 ($p < 0{,}01$) auf. Die Deletion auf Chromosom 4p wurde ebenfalls exklusiv in DTCs des Lymphknoten detektiert ($p = 0{,}06$). Bezüglich der MAN wiesen DTC-Populationen aus dem Lymphknoten deutlich mehr genomische Aberrationen als die entsprechenden DTCs aus dem Knochenmark auf. Folglich liegt die Vermutung nahe, dass der Marker keine Rolle bei genetischen Unterschieden der DTCs spielt. Stattdessen stehen offenbar sämtliche Unterschiede zwischen CK^+-DTCs aus Knochenmark und $EpCAM^+$-DTCs aus Lymphknoten mit dem Organ in dem sie detektiert wurden in Zusammenhang. Interessant ist auch, dass einen erhöhte MAN in LK gegenüber DTCs aus KM bereits bei anderen Tumorentitäten publiziert wurde [38]. Die Bestimmung der MAN ist dabei relevant, da sie in Verbindung mit der chromosomalen Instabilität steht. Eine höhere chromosomale Instabilität fördert die Tumorprogression aufgrund der Akkumulation von Mutationen in Tumorsuppressorgenen sowie Onkogenen und stellt somit insgesamt vermutlich aggressivere DTCs dar [65].

Zwei mögliche Begründungen für die erhöhte MAN von DTCs aus Lymphknoten sind denkbar: 1.: DTCs disseminieren zeitgleich lymphogen und hämatogen, jedoch herrscht im Lymphknoten ein höherer Selektionsdruck als im Knochenmark. Folglich können DTCs im Lymphknoten im Gegensatz zu den DTCs aus Knochenmark nur dann überleben, wenn sie eine erhöhte Anzahl an Aberrationen akquirieren. 2.: DTCs disseminieren bei Ösophaguskarzinompatienten früher lymphogen als hämatogen, so dass sie bei gleicher Mutationsrate im Lymphknoten eine erhöhte Anzahl an Aberrationen aufweisen. Der Befund, dass bei Patienten, von denen sowohl Knochenmark als auch Lymphknoten zur Untersuchung vorlagen, meistens nur der Lymphknoten DTCs aufwies, legt jedoch die Vermutung nahe, dass DTCs früher in der Tumorprogression lymphogen als hämatogen disseminieren. Zusätzlich war auch die Anzahl an detektierten DTCs in den Lymphknoten (Median: 5) höher als die Anzahl an detektierten DTCs in den positiv befundenen Knochenmarkaspiraten (Median: 1). Auch zeigt der klinische Alltag, dass die Lymphknoten das Hauptzielorgan für

Metastasen von Ösophaguskarzinomen sind. Knochenmetastasen kommen hingegen nur selten vor [66]. Somit scheint die Disseminierung beim Ösophagukarzinom tatsächlich bevorzugt lymphogen zu erfolgen. Mögliche Gründe hierfür sind die erleichterte Intravasation von Tumorzellen in die Lymphgefäße [67] oder ein häufigeres Überleben der DTCs im Lymphknoten als im Knochenmark. Letzteres könnte mit der erhöhten Anzahl an Aberrationen in den DTCs aus Lymphknoten zu begründen sein. Vorstellbar ist, dass das Stroma der Lymphknoten zu einer schnelleren Tumorprogression des Ösophaguskarzinoms beiträgt. Ein Einfluss des Tumorstromas auf die Tumorprogression wurde beispielsweise schon für Brustkrebs und die chronisch lymphatische Leukämie gezeigt [68, 69].

Um die Hypothese der bevorzugten lymphogenen Disseminierung zu bestätigten, ist es aber nötig weitere Experimente durchzuführen, wie es im Zuge dieser Arbeit nicht möglich war. So könnte man ein Mausmodell verwenden, welches ein Ösophaguskarzinom entwickelt. Eine simultane Anfärbung von DTCs in KM und LK zu verschiedenen Zeitpunkten der Tumorprogression könnte zur Aufklärung der zeitlichen Abfolge der Disseminierung wie auch der bevorzugten Disseminierungsroute beitragen.

Ösophaguskarzinompatienten, bei denen EpCAM$^+$-DTCs unabhängig vom Detektionsorgan nachweisbar waren, starben signifikant früher als Patienten, die keine EpCAM$^+$-DTCs aufwiesen. Die EpCAM-Expression auf DTCs war dabei ein unabhängiger Überlebensfaktor (p = 0,026) und war mit einem 3,8-fach erhöhten Risiko zu versterben assoziiert. Dies unterstreicht die Bedeutung von EpCAM$^+$-DTCs in der Tumorprogression von Ösophaguskarzinompatienten. Bei den Überlebensanalysen von Patienten, die CK$^+$-DTCs aufwiesen im Vergleich zu Patienten, bei denen sich keine CK$^+$-DTCs nachweisen ließen, konnte nur ein tendenziell (p = 0,207) verringertes Überleben festgestellt werden. Allerdings ist zu beachten, dass die EpCAM$^+$-DTCs sich zum größeren Teil unter den CK$^+$-DTCs als unter den CK$^-$-DTCs befinden. Daher wird bei einer größeren Anzahl von analysierten Patienten auch hier eine signifikant verringerte Überlebenswahrscheinlichkeit für die Patienten mit CK$^+$-DTCs gefunden werden. Dies wäre dann in Übereinstimmung mit publizierten Daten von Thorban et al. [64].

Der Befund, dass ein Großteil der EpCAM$^+$-DTCs aus dem Lymphknoten stammt, schließt jedoch nicht aus, dass DTCs im Lymphknoten generell prognostisch relevanter als DTCs aus dem Knochenmark sind. Nur durch eine getrennte Betrachtung der detektierten DTCs nach Detektionsorgan kann geklärt werden, ob EpCAM eine prognostisch relevante Subpopulation von DTCs identifiziert oder ob das die DTCs beinhaltende Organ die Tumorprogression beeinflusst.

Die Überlebensanalyse von Patienten, bei denen nur der DTC-Status eines Detektionsorgans (entweder des Knochenmarks oder des Lymphknotens) einbezogen wurde, zeigte eine tendenziell verkürzte Überlebensdauer (p = 0,117) ausschließlich bei Patienten mit EpCAM$^+$-DTCs im Knochenmark im Vergleich zu Patienten ohne EpCAM$^+$-DTCs im Knochenmark. Es ist allerdings anzunehmen, dass bei Verwendung eines größeren Kollektivs diese Beobachtung auch im Lymphknoten gemacht werden kann, da in einer anderen Studie bereits gezeigt wurde, dass bei Ösophaguskarzinompatienten die Detektion von EpCAM$^+$-DTCs in den Lymphknoten mit einem signifikant verkürzten Überleben einhergeht [19]. Dies legt die Vermutung nahe, dass EpCAM$^+$-DTCs generell unabhängig vom Organ, in dem sie detektiert werden, zu einer verringerten Überlebenswahrscheinlichkeit führen. Dabei steht die prognostische Relevanz von EpCAM$^+$-DTCs nicht im Widerspruch zu dem Befund, dass keine genomischen Unterschiede zwischen EpCAM$^+$-DTCs und EpCAM$^-$-DTCs durch die CGH nachgewiesen wurden. Die prognostische Bedeutung von EpCAM$^+$-DTCs kann durch epigenetische Unterschiede, kleinere subchromosomale Aberrationen, Translokationen oder auch Mutationen begründet werden, welche durch die CGH nicht detektierbar sind.

EpCAM$^+$-DTCs stellen offenbar eine aggressivere DTC-Population als CK$^+$-DTCs bei Ösophaguskarzinompatienten dar. Tatsächlich wurde eine tumorfördernde Rolle des Transmembranproteins EpCAM aufgrund seines Einflusses auf die Proliferation sowie der Zellmigration und -invasion gezeigt [70, 71]. Auch in der Signaltransduktion spielt es eine wichtige Rolle [31], welche unter anderem in der Expression der Zellzyklusregulatoren Cyclin A und E sowie des Onkogens c-myc resultiert [72]. Zudem wird diskutiert, ob EpCAM ein Oberflächenantigen darstellt, welches u. a. tumorinitiierende Zellen (Tumorstammzellen) kennzeichnet [37]. Falls diese Hypothese korrekt ist, würden Metastasen aus EpCAM$^+$ tumorinitiierenden Zellen gebildet werden. Somit könnte das verkürzte Überleben von Patienten mit EpCAM$^+$-DTCs dadurch erklärt werden, dass aus EpCAM$^+$-DTCs Metastasen erwachsen, welche letztendlich zum Tod des Patienten führen. Daher könnte eine gegen EpCAM gerichtete Antikörpertherapie für Patienten mit EpCAM$^+$-DTCs vorteilhaft sein, da evtl. durch solch eine Therapie das Heranwachsen von Metastasen verhindert werden kann. So laufen zur Zeit verschiedene klinische Studien mit Patienten, die an anderen Krebsarten wie z. B. dem Mamma-, Ovarial- oder Magenkarzinom erkrankt sind und mit einem therapeutischer Antikörper gegen EpCAM therapiert werden [73, 74]. Eine weitere Möglichkeit den tumorfördernden Einfluss von EpCAM zu minimieren, könnte die epigenetische Niederregulation der EpCAM-Expression in Tumorzellen sein [75].

Zusammenfassend können die vorliegenden Patientendaten so interpretiert werden, dass der in der Literatur beobachtete Unterschied zwischen genomischen Aberrationen von EpCAM$^+$-DTCs aus dem Lymphknoten und CK$^+$-DTCs aus dem Knochenmark durch den Ort der Disseminierung bestimmt wird. Dabei sind DTC in den Lymphknoten mit einer erhöhten Anzahl an genomischen Veränderungen assoziiert. Die detektierten Unterschiede in den Häufigkeitsverteilungen von genomischen Aberrationen aus Lymphknoten und Knochenmark auf den Chromosomen 1q, 5 und 13 bestimmen möglicherweise zusätzlich die bevorzugte Disseminierungsroute oder verschaffen den ösophagealen Tumorzellen eine erhöhte Überlebenswahrscheinlichkeit in der Mikroumgebung des Lymphknotens. Der Befund, dass die Primärtumorgröße als etablierter Prognosefaktor den stärksten prognostischen Einfluss in der multivariaten Überlebensanalyse hatte, zeigte, dass dieses Patientenkollektiv repräsentativ für Ösophaguskarzinompatienten ist. Auch das Alter konnte als unabhängiger Risikofaktor bestätigt werden [76, 77]. Somit ist davon auszugehen, dass die in der vorliegenden Arbeit erhaltenen Daten repräsentativ für Ösophaguskarzinome sind.

Im Hinblick auf zielgerichtete Therapien (z. B. Antikörpertherapie oder selektive Inhibierung des Zielproteins) gegen prognostisch relevante DTCs wäre es von Vorteil, wenn ein mögliches Zielmolekül exklusiv auf diesen DTCs exprimiert wird. Dieses Zielprotein sollte in der prognostisch relevanten DTC-Population bei möglichst vielen Patienten auftreten. Da durch genomische Amplifikationen die kodierten Proteine häufig überexprimiert sind, sind häufige Amplifikationen in DTCs zunächst vielversprechender für eine weitere Untersuchung als seltenere Aberrationen oder genomische Deletionen. Interessanterweise sind die Chromosomen 17 und 19 [beide zeigen häufig einen Zugewinn an chromosomaler DNA in den DTCs einer für das Überleben relevanten Zellpopulation (EpCAM$^+$-DTCs) an] die beiden Chromosomen im humanen Genom mit den beiden höchsten Gendichten [78]. Da Amplifikationen auf Chromosom 19 in der CGH Artefakte darstellen können [79], war es naheliegend zunächst Chromosom 17 auf potenziell therapeutische Gene zu untersuchen. Die Auflösung der CGH liegt jedoch bei 10-20 Mbp, so dass mehrere hundert Gene für eine Aberration auf Chromosom 17 in Betracht kommen.

Eine aCGH ist der CGH im Hinblick auf die Auflösung der genomischen Aberrationen weit überlegen und könnte daher zur Eingrenzung therapeutisch relevanter Gene auf Chromosom 17 sinnvoll sein. Dabei richtet sich die Auflösung der aCGH theoretisch nach der Anzahl und Größe der auf einen Microarray gespotteten genomischen DNA-Fragmente. Eine im Labor von Prof. Christoph Klein entwickelte Methode zur aCGH-Analyse von einzelnen DTCs unter Verwendung von BAC-DNA-Fragmenten war dabei äußerst vielversprechend. Allerdings ist ein Nachteil dieser Methode, dass für die Amplifikation des DTC-Genoms rekombinant in *E. coli* erzeugte Enzyme eingesetzt werden, welche mit *E. coli*-DNA kontaminiert sind. Diese Kontamination wird während der MseI-Adapter-Linker-PCR ebenfalls amplifiziert. Daher befindet sich im MseI-Amplifikat des Genoms einer DTC zusätzlich *E. coli*-DNA Sequenzen. Folglich ist es essentiell, dass die BAC-DNA, die auf den Microarray gespottet wird, frei von *E. coli*-DNA ist, um eine ungewollte Hybridisierung von *E. coli*-DNA aus dem DTC-Amplifikat mit *E. coli*-DNA auf dem Microarray zu verhindern. Daher wurden *E. coli*-DNA-Verunreinigungen in der BAC-DNA-Präparation durch ein aufwendiges Verfahren fast komplett abgetrennt. Diese hochreine BAC-DNA wird dann auf den Microarray gespottet und ergibt ein Hybridisierungssignal, welches kaum durch bakterielle DNA beeinflusst wird [61]. Zur Herstellung von hochauflösenden BAC-aCGH-Microarrays standen 823 geeignete BAC-Klone für eine überlappende Abdeckung von Chromosom 17 zur Verfügung. Da der Aufreinigungsprozess von hochaufgereinigter BAC-DNA sehr zeitintensiv und anfällig für persönliche Fehler ist, sollte vor allem im Hinblick auf eine spätere Aufreinigung der BAC-DNA einer BAC-Klonbibliothek mit mehr als 32 000 BAC-Klonen zunächst ein semiautomatisiertes Verfahren zur parallelen Aufreinigung der BAC-DNA etabliert werden. Die größte Herausforderung war es dabei, die optimalen Pipettiereinstellungen der verwendeten Automationsplattform (Freedom EVO) zu bestimmen, so dass abgenommene oder zupipettierte Flüssigkeitsvolumina sich von Well zu Well nicht oder nur wenig unterschieden. Dazu wurden zunächst die optimalen Aspirations- und Dispensiergeschwindigkeiten für die verschiedenen Flüssigkeiten ermittelt. So waren für niederviskose Flüssigkeiten höhere Ansauggeschwindigkeiten vorteilhaft. Als überzeugend bewies sich auch nach dem Ansaugprozess ein kleines Luftpolster in die Pipetten einzusaugen, um ein Heraustropfen von Flüssigkeit während der Pipettierarmbewegungen und damit etwaige Kreuzkontaminationen zwischen den verschiedenen Wells einer Platte zu verhindern.

Das Gelingen einer BAC-DNA-Präparation wurde neben der visuellen Kontrolle der ethidiumbromidgefärbten Pulsfeldgele standardmäßig durch die Bestimmung der BAC-DNA-Ausbeute und durch Quantifizierung von kontaminierender *E. coli*-DNA überprüft. Um eine anschließende DNA-Amplifikation erfolgreich durchzuführen, war eine Minimalausbeute von 850 ng BAC-DNA notwendig. Insgesamt erhielt man mit der semiautomatischen DNA-Präparation (7,7 µg) etwas geringere DNA-Ausbeuten im Vergleich zur manuellen Präparation (8,7 µg). Dies ist wahrscheinlich auf den Aspirationsschritt zurückzuführen, bei dem DNA-haltige Lösung von dem sich darunter befindlichen Pellet aus Kohlenhydratresten des Agaroseverdaus abgetrennt wird, da im semiautomatischen Prozess ein größerer Sicherheitsabstand zwischen Pipettenspitze und Pellet eingehalten wurde. Ein Vergleich der BAC-DNA-Reinheit zwischen semiautomatischer und manueller DNA-Präparation zeigte jedoch, dass die *E. coli*-DNA Kontamination durch semiautomatische Aufreinigung um mehr als die Hälfte (manuell: 0,32 %; semiautomatisch: 0,14 %) gesenkt werden konnte. Auch die Standardabweichung der bakteriellen DNA-Kontamination war vermindert, was auf einen insgesamt homogeneren Aufreinigungsprozess durch die Semiautomation deutet.

Nach semiautomatischer und paralleler manueller Aufreinigung von 40 verschiedenen BACs, von denen fünf BACs genomische Sequenzen des humanen Chromosoms 21 aufwiesen, wurde zunächst ein Testmicroarray nach publiziertem Protokoll [61] hergestellt. Damit sollte zunächst die sich in der Vergangenheit als problematisch erwiesene Microarrayherstellung überprüft und die Vergleichbarkeit von semiautomatisch und manuell aufgereinigter BAC-DNA auf dem Testmicroarray bestätigt werden. Jedoch konnte eine durch CGH bestätigte Trisomie 21 selbst in einem Trisomie 21-Zellpool nicht detektiert werden. Der offensichtliche Grund hierfür war die generell zu starke Streuung des gemessenen Fluoreszenzverhältnisses von Trisomie 21-DNA und Referenz-DNA von mehr als drei Einheiten auf der $\log_2$-Skala. Theoretisch sollte für die BAC-Spots von Chromosom 21 eine Erhöhung des Fluoreszenzverhältnisses (Cy5/Cy3) von 0,58 angezeigt werden, die aufgrund der starken Streuung der Werte nicht detektiert werden konnte. Möglicherweise wurde die starke Streuung der Fluoreszenzverhältnisse zumindest teilweise durch eine zu geringe Signalintensität der Fluoreszenz verursacht. Dass die semiautomatisch aufgereinigte BAC-DNA der Grund für das Misslingen der Trisomie 21-Detektion war, wurde ausgeschlossen, da auch mit der manuell präparierten BAC-DNA keine Trisomie 21 detektiert werden konnte.

Ein häufig beschriebener kritischer Parameter bei Durchführung von DNA-Mikromicroarrays ist die verwendete Microarrayoberfläche [80, 81]. Aber sowohl der Austausch gegen gleichartige (aminobeschichtete Glasobjektträger) Objektträger von anderen Herstellern als auch die Verwendung von epoxymodifizierten Objektträgern konnte das Problem nicht lösen. Gespräche mit Prof. Bier vom Fraunhofer-Institut Potsdam (IBMT) legten schließlich nahe, dass die Art der Immobilisierung durch UV-Bestrahlung der bespotteten Microarrays die Ursache für das Misslingen der Detektion einer Trisomie 21 sein könnte. Zum einen ist eine solche, offenbar über radikalische Zwischenstufen ablaufende Immobilisierungsreaktion in fester Phase, schlecht zu kontrollieren [62]. Zum anderen befindet sich nach dem Denaturierungsschritt die erzeugte einzelsträngige BAC-DNA auf dem Microarray theoretisch in einer optimalen Orientierung zueinander, so dass eine Rehybridisierung der einzelsträngigen BAC-DNA unter Hybridisierungsbedingungen gegenüber der Hybridisierung mit der Proben-DNA bevorzugt ist. Folglich kann nur eine geringe Menge der markierten Proben-DNA mit der BAC-DNA hybridisieren, was die teilweise geringe Fluoreszenzintensität erklären würde.

Um die Rehybridisierung von BAC-DNA auf dem Microarray zu verhindern, kann nur ein Strang der doppelsträngigen BAC-DNA mit der Oberfläche kovalent verbunden werden. Durch den partiellen Austausch von aminogelinkten LIB1-Oligonukleotiden statt der bisher verwendeten nicht-aminogelinkten LIB1-Oligonukleotiden zur Amplifikation der BAC-DNA kann die BAC-DNA mit terminalen Aminogruppen modifiziert werden. Daher wurden statt ausschließlich LIB1-Oligonukleotiden für die Amplifikation der BAC-DNA eine Mischung aus gleichen Teilen LIB1-Oligonukleotiden und aminomarkierten LIB1-Oligonukleotiden verwendet. Dies führte zu 50 % einfach-, zu 25 % doppelt- und zu 25 % nicht-aminogelabelten doppelsträngigen DNA (dsDNA). Die aminomarkierte DNA kann nun mit Epoxygruppen auf der Microarrayoberfläche eine kovalente Bindung eingehen. Nach Denaturierung der dsDNA werden die nicht aminomarkierten Einzelstränge weggewaschen, so dass einzelsträngige DNA auf dem Microarray kovalent gebunden ist.

Durch Herstellung eines solchen aCGH-Mikromicroarrays (Testmicroarray II), welcher sich durch den zusätzlichen Einbau terminaler Aminogruppen an die BAC-DNA-Fragmente und die sich daraus ergebende Verknüpfung auf Glasobjektträger mit einer Epoxyoberfläche von dem vorherigen Testmicroarray (Testmicroarray I) unterschied, konnten schließlich DNA-Spots erhalten werden, deren Fluoreszenzintensität wesentlich höher war als zuvor. Nach Hybridisierung von Trisomie 21-DNA eines Zellpools konnte zugleich eine wesentlich geringere Streuung der Fluoreszenzverhältnisse beobachtet werden. Durch Anwendung eines Waschprotokolls für epoxybeschichtete Glasobjektträger betrug die Streuung der Fluoreszenzverhältnisse der BAC-Spots auf der $\log_2$-Skala nur noch maximal 0,7 (vorher > 2). Jedoch konnte eine Erhöhung der Fluoreszenzverhältnisse für die BAC-DNA-Spots mit Sequenzen von Chromosom 21 nach Hybridisierung von Trisomie 21-DNA nicht beobachtet werden. Daher wurde vermutet, dass die Stringenz der Waschschritte nicht ausreichte, so dass unspezifisch gebundene DNA nach Hybridisierung überwog und das spezifische Signal verdeckte. Die Stringenz eines Waschschrittes ist u. a. abhängig von der verwendeten Waschtemperatur [82], so dass angenommen wurde, dass die von der Firma Corning empfohlene Waschtemperatur von 25 °C zu niedrig war, um die veränderte Kopienzahl von Chromosom 21 zu detektieren. Nach Berechnung liegt die Schmelztemperatur von langer (> 50 bp) DNA im verwendeten Waschpuffer je nach GC-Gehalt zwischen 64 °C und 72 °C

[83]. Eine Erhöhung bis kurz unterhalb der Schmelztemperatur der DNA auf 60 °C während des stringenten Waschschritts führte schließlich zu einer Erhöhung der Fluoreszenzverhältnisse der BAC-Spots von Chromosom 21. Ein Farbaustauschexperiment, bei dem die Fluorophore der markierten Referenz- bzw. Test-DNA vertauscht wurden, bestätigte, dass die erhaltenen Signale keine Artefakte darstellten.

Jedoch zeigte sich bei den Testhybridisierungen immer wieder ein Hintergrund im Cy3-Kanal, dagegen aber kaum im Cy5-Kanal. Das höhere Hintergrundsignal im Cy3-Kanal führt zwangsläufig zu einem erniedrigten Signal-zu-Hintergrundverhältnis und kann zu einer breiteren Streuung der Cy5/Cy3-Fluoreszenzverhältnisse führen. Es stellte sich heraus, dass die Hintergrundfluoreszenz nicht durch unspezifisch anhaftende Cy3-markierte Nukleotide bzw. Cy3-markierte Proben-DNA verursacht wurde, sondern alleine durch den Kontakt mit den verschiedenen Lösungen eine unspezifische Hintergrundfluoreszenz verursacht wurde. Da in den einzelnen Behandlungsschritten bei der Microarrayhybridisierung oft alternative Reagenzien zur Verfügung stehen, wurde der Einfluss verschiedener Reagenzien auf die Erzeugung von Hintergrundfluoreszenz anhand epoxybeschichteter Glasobjektträger (ohne BAC-Spots) überprüft. So wurde klar, dass zur Blockierung von nicht abreagierten Epoxygruppen eine Inkubation in BSA-haltiger Lösung gegenüber der Inkubation in caseinhaltiger Lösung bezüglich der Hintergrunderzeugung von Vorteil ist. Bei der Inkubation von epoxybeschichteten Glasobjektträgern in verschiedenen Denaturierungslösungen verursachten der SciProcess-Puffer (Scienion, Berlin) und Natronlauge den geringsten Hintergrund. Aufgrund der geringeren Standardabweichung der Pixelintensitäten im Cy3-Kanal wurde jedoch Natronlauge als beste Denaturierungslösung bestimmt.

Weitere Optimierungsschritte während der Hybridisierung wurden zunächst anhand von Zellpool-DNA eines Trisomie 21-Patienten mit dem Testmicroarray III durchgeführt. Hierbei wurde das BAC-Klonset um 25 Klone erweitert, sodass nun insgesamt sieben BACs von Chromosom 21 und 58 BACs verteilt über mehrere Chromosomen zur Verfügung standen. Dabei führte die Verwendung von LifterSlip-Deckgläschen gegenüber der Verwendung von normalen Deckgläschen zu einer geringeren Streuung der Fluoreszenzverhältnisse. Offensichtlich führt eine gleichmäßigere Verteilung der Proben-DNA während der Hybridisierung zu einer gleichmäßigeren Hybridisierung. Jedoch konnte eine generell höhere Streubreite der Cy5/Cy3-Fluoreszenzverhältnisse mit dem neuen Testmicroarray beobachtet werden. Wahrscheinlich war dieser Effekt auf die Verwendung einer neuen Charge epoxybeschichteter Glasobjektträger zurückzuführen. Um diese höhere Streuung zu reduzieren, gleichzeitig aber die Signale der Spots von Chromosom 21 spezifisch erkennen zu können, wurde das aCGH-Profil durch Berechnung des Median von aufeinanderfolgenden Fluoreszenzverhältnissen in den aCGH-Plots geglättet. Die Berechnung des Medians von 4 aufeinanderfolgenden Fluoreszenzverhältnissen erwies sich dabei optimal. Jedoch führt die die Glättung der Signale zwangsläufig auch zu einer geringeren Auflösung.

Zur Unterdrückung von unspezifischem Signal durch Hybridisierung von minimalen Mengen markierter *E. coli*-DNA wurde bisher eine Prähybridisierung mit amplifizierter DNA, aus der Negativkontrolle der MseI-PCR durchgeführt. Durch Zusatz dieser Negativkontroll-DNA auch in den Hybridisierungsmix, in dem die Proben-DNA gelöst wurde, konnte das unspezifische Signal weiter minimiert werden. Die Hybridisierung konnte weiter durch eine qualitativ gleichwertige Waschprozedur optimiert werden, die jedoch im praktischen Ablauf die Microarrayprozessierung reproduzierbar durchführen ließ. Durch einen abschließenden Waschschritt mit 70%igem Ethanol konnte eine des Öfteren beobachtete Schlierenbildung auf den Microarrays, die eine Auswertung natürlich erschwert, komplett unterdrückt werden.

In der vorherigen Microarraycharge (Testmicroarray II) wurden häufig sog. Doughnut-Spots beobachtet, welche die Analyse der aCGH stark erschwerte. Ursache für die Bildung von Doughnut-Spots ist eine ungleichmäßige Verdunstung der Spottinglösung auf dem Microarray, was durch eine zu hohe Oberflächenspannung des verwendeten Spottingpuffers verursacht werden kann [84]. Die Zugabe von SDS zum Spottingpuffer und die Verwendung von 3X SSC als Spottingpuffer konnte dieses Phänomen beseitigen. Die Verwendung von 3X SSC lieferte jedoch die besten Signalintensitäten der Spots, so dass 3X SSC als optimaler Spottingpuffer ausgemacht wurde. Die Verwendung von 3X SSC machte es zudem möglich die Trisomie 21 auch in der DNA einer Einzelzelle zu detektieren. Dabei konnten die „Markerspots" (Klon-Nr.: 59-65) von den übrigen Spots (Klon-Nr.: 1-58) durch Grenzwerte separiert werden, indem willkürlich Grenzwerte gesetzt wurden, welche 95 % der Cy3/Cy5-Fluoreszenzverhältnisse der Normalisierungs-BAC-Klone einschlossen.

Da auch die semiautomatische Präparation weiterhin sehr zeitintensiv und zudem teuer war, wurde die minimale Einsatzmenge je BAC-DNA bestimmt, die notwendig ist, um qualitativ hochwertige DNA nach der MseI-PCR zu erhalten. Als Spottingpuffer zur Bestimmung der minimalen BAC-DNA-Einsatzmenge wurde jedoch 0,005 % SDS in PBS verwendet, da zum Zeitpunkt der Herstellung des Testmicroarrays III fälschlicherweise vermutet wurde, dass dies der optimale der drei getesteten Spottingpuffer sei. Dennoch war auch mit diesem Spottingpuffer die Trisomie 21 in einer Einzelzelle detektierbar. Die minimale Einsatzmenge, mit der sich noch gut eine Trisomie 21 in einer Einzelzelle nachweisen ließ, lag bei 5 ng

BAC-DNA. Bei dieser geringen Einsatzmenge wurde allerdings eine zu geringe Ausbeute nach der MseI-Adapter-PCR erhalten, so dass weniger als 50 Microarrays hergestellt werden konnten. Außerdem wurden gewisse Schwankungen in der Ausbeute bei Verwendung verschiedener Reagenzienchargen beobachtet. Folglich wurde die untere Einsatzgrenze für die Amplifikation der BAC-DNA auf 50 ng festgelegt.

Mit den optimierten Parametern zur Herstellung und Hybridisierung von aCGH-Microarrays wurde nach semiautomatischer Aufreinigung aller BACs der 32k-BAC-Bibliothek von Chromosom 17 ein neuer aCGH-Microarray zur hochaufgelösten Einzelzellanalyse des Chromosoms 17 hergestellt. Um zu überprüfen, ob sich die Kosten für die Microarrayherstellung nochmals reduzieren lassen, wurde jedem BAC-DNA-Amplifikat von Chromosom 17 vor der Ausfällung ein kleines Volumen entnommen und erneut amplifiziert. Dieses Reamplifikat wurde parallel zum Amplifikat ausgefällt, in optimalen Spottingpuffer (3X SSC) gelöst und die Fähigkeit, mit diesem Reamplifikat genomische Aberrationen auf Chromosom 17 zu detektieren, überprüft.

Aufgrund des generell fehleranfälligen langen Herstellungsprozesses des Chromosom 17 Microarrays, sollte dieser zunächst validiert werden. Dazu wurde zunächst eine MseI-Amplifikat von Zellpool-DNA (20 Zellen) der Zelllinie BT474, dessen aCGH-Profil aus der Literatur bekannt war, hybridisiert [63]. Die erhaltenen aCGH-Profile aus der Analyse der amplifizierten BAC-DNA als auch der reamplifizierten BAC-DNA wiesen sowohl untereinander als auch mit dem publizierten aCGH-Profil große Ähnlichkeiten auf. Dabei ist zu beachten, dass das aCGH-Profil aus der Literatur zwar unter Verwendung der gleichen BAC-Klonbibliothek, allerdings nach Hybridisierung von nicht-amplifizierten DNA von mehr als 13 000 BT474-Zellen erhalten wurde. So ist wahrscheinlich auch die größere Streuung der eigenen aCGH-Profile damit zu erklären, dass in dieser Arbeit eine Amplifikation der DNA (aufgrund der Verwendung von nur 20 Zellen) der Hybridisierung vorhergegangen ist. Die bessere Auflösung der aCGH gegenüber der CGH zeigte sich im direkten Vergleich anhand des hybridisierten MseI-Amplifikats eines Zellpools der Zelllinie BT474. Auf Chromosom 17q konnte die CGH eine einzige große Amplifikation detektieren, wohingegen die aCGH mehrere kleinere Amplifikationen zeigte.

Im Hinblick auf die Hybridisierung von DNA mit unbekanntem aCGH-Profil (z. B. Analyse von DNA aus DTCs) auf den Chromosom 17 Microarray war eine neue Berechnung zur Detektion von Aberrationen erforderlich. Daher wurde zur Auswertung des Chromosom 17-Microarrays eine T-Statistik eingeführt, die jedem Fluoreszenzverhältnis eines BAC-Spots ein t-Wert zuordnet. Bei Überschreiten des Grenzwertes für den t-Test gilt die entsprechende Position auf Chromosom 17 mit einer Fehlerwahrscheinlichkeit von 0,05 als aberrant und ist nicht durch zufällige Streuung der Fluoreszenzverhältnisse bedingt.

Anschließend wurde Einzelzell-DNA von drei verschiedenen Zelllinien hybridisiert. Das aCGH-Profil der DNA einer BT474-Einzelzelle zeigte große Ähnlichkeit mit dem aCGH-Profil der DNA eines Zellpools von BT474. Jedoch wurde im aCGH-Profil der BT474-Einzelzelle eine zusätzlich Deletion detektiert, die in der Zellpool-DNA nicht auftrat. Auch die Einzelzellprofile zweier weiterer Zelllinien, T47D und SKBR3, zeigten aCGH-Profile, die sehr ähnlich den aCGH-Profilen aus unamplifizierter DNA aus der Literatur sind [63].

Insgesamt sollten sieben der detektierten Aberrationen von zwei Zelllinien (BT474 und SKBR3) durch eine FISH überprüft werden, u. a. jene, welche in der BT474-Einzelzelle und im BT474-Zellpool divergierte. Dazu wurde die DNA je eines BAC-Klons aus den aberranten Regionen markiert und auf die entsprechende Zelllinie hybridisiert. Durch Zugabe einer zentromerspezifischen FISH-Sonde für Chromosom 17 konnte nach Auszählung der FISH-Signale das Gen/Zentromer-Ratio (G/Z-Ratio) bestimmt werden. Alle berechneten G/Z-Ratios bestätigten die detektierten Aberrationen der Einzelzellen. Dabei ist besonders hervorzuheben, dass die „Amplifikation F" (in Abb. 47) nach Jönsson et al. als 1,37 Mbp groß beschrieben wurde [85]. Somit ist die Auflösung des Chromosom 17-Microarrays für Einzelzell-DNA höher als bisher in der Literatur beschrieben [57, 86-88]. Allerdings muss bedacht werden, dass die absolute Kopienzahl in der Amplifikation fünf beträgt, wohingegen in der Literatur meist eine absolute Kopienzahl von drei detektiert wurde [89].

Jedoch konnte die FISH-bestätigte „Deletion G" (in Abb. 47) nur im BT474-Einzelzellprofil aber nicht im BT474-Zellpoolprofil nachgewiesen werden. Eine mögliche Erklärung, warum die FISH-Analyse des BT474-Zellpools von der Microarrayanalyse abweicht, könnte die Herkunft der untersuchten Zellen aus unterschiedlichen Zellpassagen sein. So könnte durch wiederholtes Passagieren der BT474-Zellen aufgrund der genomischen Instabilität ein neuer evolutionär bevorzugter Genotyp mit einer zusätzlichen Deletion in der Zelllinie selektiert worden sein. Die dann anhand dieser selektierteren BT474-Zellen durchgeführte FISH-Analyse zeigte folglich eine zusätzliche Deletion an. Eine erneute Analyse von BT474-Zellpool-DNA der gleichen Passage mittels FISH und aCGH sollte aber das gleiche Ergebnis zeigen. Die Abweichung des aCGH-Profils einer einzelnen Zelle vom Zellpool einer Zellkultur ist durch die oft beschriebene und durch die FISH-Analyse beobachtete Heterogenität jeder Zelllinie nicht ungewöhnlich.

Bei der Hybridisierung von ausgewählten DTCs war in einigen aCGH-Profilen eine tendenzielle Erhöhung der T-Statistik in verschiedenen Bereichen zu erkennen. Allerdings wurde in der CGH bei diesen Zellen eine Aberration erkannt. So wurde z. B. ein Zugewinn an DNA auf Chromosom 17q in einer DTC im CGH-Profil detektiert, der durch die eigene aCGH-Auswertung kaum nachgewiesen wurde. Um solche Tendenzen in der aCGH besser zu visualisieren, wurden die Profile durch Informatiker Dr. Thomas Ragg und seinem Masterstudenten Jonas Grote mit Hilfe eines anderen Algorithmus ausgewertet. Die Hauptunterschiede zwischen der eigenen Auswertung und der von Dr. Thomas Ragg/Jonas Grote bestanden in der Verwendung eines anderen Glättungsverfahrens. So wurde in der neuen Auswertung zur Glättung ein Savitzky-Golay-Filter (gewichteter Mittelwert) verwendet, während in der eigenen Auswertung der Median von aufeinanderfolgenden BAC-Spot-Fluoreszenz-verhältnissen berechnet wurde. Des Weiteren wurde in der neuen Auswertung anhand von zehn aCGH-Profilen von Einzelzellen mit einem normalen Chromosom 17 ein Normaldurchschnittsprofil berechnet. Dieses wurde dann den erhaltenen aCGH-Profilen der Tumoreinzelzellen abgezogen. Diese neuen Differenzprofile zeigten die Aberrationen in den DTCs sensitiver an als die aCGH-Profile nach eigener Auswertung. Die neu ausgewerteten Profile ließen nun die durch CGH als aberrant bestimmten Bereiche als Aberration erkennen, während diese Regionen nach eigener Auswertung nur tendenziell als aberrant angezeigt wurden.

In den neuen reanalysierten aCGH-Profilen der Einzelzellen, schienen generell die Ausschläge in den aCGH-Profilen nach Analyse der reamplifizierter BAC-DNA größer zu sein als nach Analyse von amplifizierter BAC-DNA. Dies legte nahe, dass die aCGH unter Verwendung von reamplifizierter BAC-DNA sensitiver als durch Verwendung von amplifizierter BAC-DNA ist. Daher wurden erneut die aCGH-Profile der BT474- und SKBR3-Einzelzellen nach Auswertung von amplifizierter und reamplifizierter BAC-DNA verglichen. Es zeigte sich, dass 6/7 der FISH-bestätigten genomischen Aberrationen der Zelllinien BT474 und SKBR3 durch die reamplifizierten BAC-DNA-Spots, aber nur 4/7 der Aberrationen mit der amplifizierten BAC-DNA detektiert werden konnten. Eine Ursache für die erhöhte Sensitivität der reamplifizierten BAC-DNA im Vergleich zur amplifizierten BAC-DNA bei der Detektion von genomischen Aberrationen ist bis jetzt unklar. Die mit einer erhöhten Sensitivität oft einhergehende reduzierte Spezifität wurde bei Betrachtung eines Normalzellprofils deutlich. Dort war ausschließlich im aCGH-Profil nach Analyse der reamplifizierten BAC-DNA-Spots eine Aberration erkennbar. Da die normale Einzelzelle vom selben Spender wie die Referenz-DNA stammt, muss diese detektierte Aberration falsch positiv sein.

Nach der Validierung des Chromosom 17-Microarrays anhand von Einzellzellen bzw. Zellpools von Zelllinien wurden die aCGH-Profile mit den CGH-Profilen von vier selektierten $HER2^+$-DTCs verglichen, welche um den $HER2$-Genlokus in der CGH eine Amplifikation aufwiesen. Der $HER2$-Status war zuvor im Rahmen der Dissertation von Sophie Pasch durch eine genomische qPCR-Analyse bestimmt worden. Wie schon bei den vorher untersuchten Einzellzellen von Zelllinien zeigte das aCGH-Profil, sowohl nach Analyse der amplifizierten wie auch reamplifizierten BAC-DNA, mehrere distinkte genomische Aberrationen in den DTCs an, wohingegen in den entsprechenden CGH-Profilen nur jeweils zwei bis drei größere Amplifikation detektiert wurden. Dies zeigte erneut das größere Auflösungsvermögen der aCGH gegenüber der CGH, unabhängig davon ob reamplifizierte oder amplifizierte BAC-DNA auf den Microarray gespottet wurde. Allerdings war eine gewisse Verzerrung der Position von Aberrationen im CGH-Profil gegenüber dem aCGH-Profil zu beobachten, so dass Aberrationspositionen zwischen aCGH und CGH teilweise nicht exakt übereinstimmten. Diese Beobachtung kann durch unterschiedlich dicht gepackte Regionen in den Metaphasechromosomen erklärt werden [90].

Der durch qPCR bestimmte $HER2$-Status in den vier analysierten $HER2^+$-DTCs konnte in drei DTCs mit der aCGH bestätigt werden. Um die Spezifität der aCGH auf Genebene eingehender zu überprüfen, wurde ein DTC-Kollektiv aus 17 DTCs hybridisiert. Durch qPCR-Analyse war der $HER2$-Status dieser Tumorzellen zuvor als $HER2^+$ (n = 6) bzw. $HER2^-$ (n = 11) bestimmt worden. Bei 15 der 17 DTCs konnte der $HER2$-Status anhand der aCGH richtig beurteilt werden. Die zwei falsch beurteilten DTCs waren beide in der qPCR als positiv, in der aCGH aber als $HER2^-$ eingestuft worden. Dies galt sowohl für die Analyse der amplifizierten BAC-DNA als auch für die als sensitiver geltende reamplifizierten BAC-DNA. Die falsch als $HER2^-$ kategorisierte DTC lässt eine gegenüber der qPCR geringere Sensitivität in der aCGH vermuten.

Interessant war die Beobachtung, dass durch das Herabsetzen des Signifikanzwertes für die Bestimmung des Vorhandenseins einer $HER2$-Amplifikation durch die qPCR von $p < 0,05$ auf unter 0,0079 der bestimmte $HER2$-Status durch die aCGH bzw. die qPCR in allen DTCs übereinstimmte. Somit konnte gezeigt werden, dass der BAC-Microarray zur Identifizierung eines amplifizierten Onkogens einer einzelnen Zelle geeignet ist. Folglich konnte in den kumulativen aCGH-Profilen ebenfalls ein deutlicher Unterschied zwischen $HER2^+$-DTCs und $HER2^-$-DTCs für den $HER2$-Genlokus (17q21.1) gezeigt werden. Bei Analyse der amplifizierten BAC-DNA fiel auf, dass in den *HER2*-DTCs eine häufig detektierte benachbarte Amplifikation (17q21.2) nach Analyse des kumulativen aCGH-Profil der *HER*⁺-DTCs fehlt. Somit wurde zunächst in dem zusätzlich amplifizierten DNA-Bereich Gene vermutet, welche mit *HER2* koamplifiziert sind. Bei Analyse der reamplifizierten BAC-DNA tritt diese Aberration jedoch auch in den *HER2*-DTCs auf, wenn auch mit geringerer Breite. Somit muss davon ausgegangen werden, dass aufgrund der bereits beschriebenen geringeren Sensitivität bei Analyse der amplifizierten BAC-DNAs diese Aberration nicht angezeigt wurde.

Beim Vergleich der kumulativen metaphasebasierten CGH-Profile aus *HER2*⁺-DTCs und *HER2*-DTCs konnte im Gegensatz zur aCGH kein deutlicher Unterschied zwischen den DNA-Profilen dieser beiden DTC-Populationen detektiert werden. Dies lässt ein erhöhtes Auflösungsvermögen der aCGH gegenüber der metaphasebasierten CGH vermuten. Letzteres zeigte sich auch bei der Analyse des aCGH-Profils nach ausschließlicher Analyse der HER2⁺-DTCs, da mehrere distinkte Aberrationen statt einer (in der metaphasebasierten CGH detektierten) 25,3 Mbp großen Aberration angezeigt wurden. Dieses Ergebnis konnte auch durch die kumulative Analyse aller DTCs bestätigt werden.

Aufgrund der beiden als falsch *HER2*⁻ befundenen DTCs muss jedoch bedacht werden, dass der BAC-Microarray offenbar bei einigen DTCs zu insensitiv ist. Daher ist eine Analyse von DTCs mit dem BAC-Microarray zur Therapieentscheidung für den individuellen Patienten ungeeignet. Da jedoch ein so bedeutendes Onkogen wie das *HER2* in einem Patientenkollektiv zum Großteil nachweisbar ist und das Auftreten einer *HER2*-Amplifikation in DTCs bereits als unabhängiger hochsignifikanter Risikofaktor für ein verkürztes Überleben bereits identifiziert worden ist [21], ist der BAC-Microarray als Hilfsmittel zum Auffinden von neuen Zielstrukturen in einem DTC-Kollektiv sehr wohl geeignet.

Zusammenfassung

Ösophaguskarzinompatienten, die nach vollständiger Entfernung des Tumors als potenziell geheilt beurteilt werden, entwickeln dennoch häufig Metastasen, welche meist zum Versterben führen. Die Ursache für die Metastasenbildung stellen dabei einzelne gestreute Vorläuferzellen dar, die durch derzeitig zur Verfügung stehende Therapien nicht entfernt werden können. Die Untersuchung von disseminierten Tumorzellen (DTCs) könnte dabei zur Identifizierung von therapeutisch relevanten Zielstrukturen beitragen.

Am häufigsten werden solche disseminierten Tumorzellen (DTCs) im Knochenmark anhand von Zytokeratinen (CK) und im Lymphknoten anhand des Epithelialen Zelladhäsionsmoleküls (EpCAM) detektiert. Stoecklein et al. beschrieb dabei unterschiedliche genomische Veränderungen zwischen CK^+-DTCs aus dem Knochenmark und $EpCAM^+$-DTCs aus dem Lymphknoten. Ob die beobachteten Unterschiede dadurch zustande kommen, dass die DTCs in verschiedenen Organen auftreten oder ob anhand EpCAM und CK generell unterschiedliche Subpopulationen von DTCs detektiert werden, sollte in der vorliegenden Arbeit zunächst aufgeklärt werden. Eine Doppelimmunfluoreszenzfärbung konnte alle drei denkbaren DTC-Populationen (CK^+/$EpCAM^-$; CK^+/$EpCAM^+$; CK^-/$EpCAM^+$) sowohl im Knochenmark als auch im Lymphknoten identifizieren, wobei DTCs jedoch seltener EpCAM als CK exprimieren. Durch CGH-Analysen wurden analog zu den publizierten Daten von Stoecklein et al. generell mehr genomische Aberrationen in DTCs aus Lymphknoten als in DTCs aus dem Knochenmark detektiert. Umfassende CGH-Analysen zeigten dabei, dass die beobachteten Unterschiede zwischen den DTC-Populationen mit dem Disseminierungsort assoziiert und unabhängig von der exprimierten Markerkombination sind. Weiterhin konnte in der vorliegenden Arbeit die Prävalenz von $EpCAM^+$-DTCs als unabhängiger Faktor für eine verkürzte Überlebensdauer bei Ösophaguskarzinompatienten identifiziert werden.

Ferner gehörten Amplifikationen auf Chromosom 17 zu den häufigsten Veränderungen bei ösophagealen DTCs aus den Lymphknoten bzw. aus dem Knochenmark. Um nun potenzielle therapeutische Zielgene auf Chromosom 17 identifizieren zu können, sollte ein Hochdurchsatzverfahren zur hochauflösenden genomischen Analyse dieses Chromosoms mittels aCGH etabliert werden. Hierfür wurde zunächst die Isolation von BAC-DNA für die Herstellung von BAC-DNA-Microarrays semiautomatisiert. Durch den Einbau einer terminalen Aminogruppe in die BAC-DNA konnte diese durch eine kontrollierte kovalente Verknüpfung auf epoxidbeschichtete Chipoberflächen immobilisiert werden, was letztendlich die Reproduzierbarkeit des Array-Verfahrens enorm erhöhte. Nach Etablierung und

Validierung eines Protokolls zur Hybridisierung von Einzelzell-DNA auf die hergestellten BAC-DNA-Testmicroarrays wurde ein BAC-DNA-Microarray zur hochaufgelösten Analyse des Chromosoms 17 von Einzelzell-DNA hergestellt. Im Zuge der Validierung wurde eine 1,37 Mbp große Amplifikation nachgewiesen, welche für Einzelzell-DNA bisher noch nicht gezeigt wurde. Zudem konnte auch reamplifizierte BAC-DNA verwendet werden, was die maximal herstellbare Menge an Microarrays mit einmalig aufgereinigter BAC-DNA in etwa um den Faktor 50 erhöht und somit Zeit und Kosten spart.

Da zwei der sechs *HER2*-positiven DTCs (*HER2*-Status durch qPCR bestimmt) durch die aCGH fälschlicherweise als *HER2*-negativ befunden wurden, eignet sich der hergestellte Microarray bislang noch nicht zur Bestimmung von spezifischen Aberrationen für den individuellen Patienten, um darauf basierend Therapieentscheidungen zu treffen. Allerdings kann die etablierte Methode zur Untersuchung von DTC-Kollektiven verwendete werden, um häufige Aberrationen in disseminierten Tumorzellen zu detektieren, da durch die aCGH-Analysen erfolgreich zwischen prognostisch relevanten (*HER2$^+$*) und prognostisch irrelevanten (*HER2$^-$*) DTC-Populationen unterschieden werden konnte. Da sich unter den DTCs die Vorläuferzellen der Metastasen befinden, kann somit durch die Identifikation häufiger Aberrationen in DTCs ein Beitrag zur Aufklärung des Prozesses der Metastasierung geleistet werden. Des Weiteren können möglicherweise die durch aCGH identifizierten häufigen Aberrationen therapeutische Zielstrukturen für systemische Therapien darstellen, mit deren Hilfe die prognostisch relevanten DTCs eliminiert werden können.

Summary

Esophageal cancer is often completely resected during surgery in order to cure the patient. Although many patients are diagnosed afterwards as tumor free, they frequently develop metastases to which they often succumb. Single disseminated tumor cells (DTCs), which can not be eradicated by the available therapies, account for the formation of metastasis. The analysis of these DTCs could help to identify therapeutically relevant target molecules.

DTCs of the bone marrow are mostly detected via cytokeratins (CK) while DTCs from the lymph node are usually detected via the epithelial cell adhesion molecule (EpCAM). Stoecklein et al. have described different genomic aberrations for CK^+-DTCs of the bone marrow and $EpCAM^+$-DTCs of the lymph node. This thesis aimed to find out whether the detected differences are due to the ocurrence of the DTCs in different organs or due to the fact that EpCAM and CK characterize different DTC subpopulations. A double immunofluorescence staining was able to detect all three possible DTC populations (CK^+/$EpCAM^-$; CK^+/$EpCAM^+$; CK^-/$EpCAM^+$) in the bone marrow as well as in the lymph node. However, DTCs express CK more often than EpCAM. CGH analysis elicited more genomic abarrations in DTCs of lymph nodes than in DTCs of the bone marrow. Detailed CGH analysis indicated that the detected differences between the DTC populations are associated with the organ to which they have disseminated and are independent of the expressed marker combination. Furthermore, the prevalence of $EpCAM^+$-DTCs was demonstrated to be an independent prognostic factor for overall survival of patients with esophageal cancer.

Moreover, amplifications on chromosome 17 were among the most frequent aberrations in esophageal DTCs of the lymph node as well as the bone marrow. To identify potential therapeutic target genes on chromosome 17, a high throughput method for highly resolved genomic analysis of this chromosome via aCGH was required. Therefore the isolation of BAC-DNA for BAC-DNA microarrays was semiautomatized prior to any other steps. The modification of the BAC-DNA with terminal aminogroups enabled the immobilization of the BAC-DNA onto epoxycoated chip surfaces and an increased reproducibility of the arrays. After establishment and validation of a protocol for hybridization of single cell DNA on the generated BAC-DNA-test-microarrays, a BAC-DNA microarray for high resolution analysis of chromosome 17 of single cell DNA was generated. In the course of validation an amplification of 1.37 Mbp was detected which has not been visualized in single cells so far.

Furthermore it was demonstrated that reamplified BAC-DNA is also suitable for aCGH. Consequently, approximately 50 times more microarrays can be produced with one batch of BAC-DNA which saves time and funds.

The generated microarray cannot be used for the detection of specific aberrations for individual patients to facilitate decisions upon treatent as two out of six *HER2*-positive DTC (DTC status determined by qPCR) were wrongly classified as *HER2*-negative. However, the established method can be utilized for the analysis of DTC collectives to identify frequent aberrations in disseminated tumor cells as distinguishment between prognostic relevant (*HER2$^+$*) and pognostic irrelevant (*HER2$^-$*) DTC populations was feasible with the aCGH analysis. As the progenitor cells of metastases are assumed to be among the DTCs, the identification of frequent aberrations within DTCs could contribute to the elucidation of the process of metastasis. Furthermore, frequent aberrations identified by aCGH analysis might represent targets for systemic therapy with which prognostic relevant DTC could be eliminated.

Literaturverzeichnis

1. Kuo, B. and D. Urma, *Esophagus - anatomy and development.* GI Motility online, 2006.
2. EPG_Health_Media. *What causes GERD?* 2010; Available from: http://www.epgpatientdirect.org.
3. Sobotta, *Anatomie des Menschen.* 2007.
4. RKI, *Verbreitungen von Krebserkrankungen in Deutschland,* in *Entwicklung der Prävalenzen zwischen 1990 und 2010.* 2010: Berlin.
5. Weinberg, R.A., *The Biology of Cancer.* 2007.
6. RKI, *Krebs in Deutschland 2005/2006 Häufigkeiten und Trends.* 7. Ausgabe ed. 2010.
7. Siewert, J.R. and K. Ott, *Are squamous and adenocarcinomas of the esophagus the same disease?* Semin Radiat Oncol, 2007. **17**(1): p. 38-44.
8. Parkin, D.M., et al., *Global cancer statistics, 2002.* CA Cancer J Clin, 2005. **55**(2): p. 74-108.
9. Ribeiro, U., Jr., et al., *Risk factors for squamous cell carcinoma of the oesophagus.* Br J Surg, 1996. **83**(9): p. 1174-85.
10. Islami, F., et al., *Tea drinking habits and oesophageal cancer in a high risk area in northern Iran: population based case-control study.* BMJ, 2009. **338**: p. b929.
11. Devesa, S.S., W.J. Blot, and J.F. Fraumeni, Jr., *Changing patterns in the incidence of esophageal and gastric carcinoma in the United States.* Cancer, 1998. **83**(10): p. 2049-53.
12. Bollschweiler E. and H. AH., *Deutliche Zunahme des Adenokarzinoms im Ösophagus.* Dtsch Arztebl, 2000. **97**: p. A1896–A1900.
13. Lagergren, J., R. Bergstrom, and O. Nyren, *Association between body mass and adenocarcinoma of the esophagus and gastric cardia.* Ann Intern Med, 1999. **130**(11): p. 883-90.
14. Gammon, M.D., et al., *Tobacco, alcohol, and socioeconomic status and adenocarcinomas of the esophagus and gastric cardia.* J Natl Cancer Inst, 1997. **89**(17): p. 1277-84.
15. Stein, H.J., M. Feith, and H. Feussner, *The relationship between gastroesophageal reflux, intestinal metaplasia and adenocarcinoma of the esophagus.* Langenbecks Arch Surg, 2000. **385**(5): p. 309-16.
16. Werner, M., et al., *The molecular pathology of Barrett's esophagus.* Histol Histopathol, 1999. **14**(2): p. 553-9.
17. Phillips, J. *Normal vs pathologic reflux.* 2010; Available from: http://www.tigeresearch.com.
18. Mariette, C., G. Piessen, and J.P. Triboulet, *Therapeutic strategies in oesophageal carcinoma: role of surgery and other modalities.* Lancet Oncol, 2007. **8**(6): p. 545-53.
19. Izbicki, J.R., et al., *Prognostic value of immunohistochemically identifiable tumor cells in lymph nodes of patients with completely resected esophageal cancer.* N Engl J Med, 1997. **337**(17): p. 1188-94.
20. Stoecklein, N.H. and C.A. Klein, *Genetic disparity between primary tumours, disseminated tumour cells, and manifest metastasis.* Int J Cancer, 2010. **126**(3): p. 589-98.
21. Stoecklein, N.H., et al., *Direct genetic analysis of single disseminated cancer cells for prediction of outcome and therapy selection in esophageal cancer.* Cancer Cell, 2008. **13**(5): p. 441-53.

22. Klein, C.A., *Parallel progression of primary tumours and metastases.* Nat Rev Cancer, 2009. **9**(4): p. 302-12.
23. Pantel, K., R.H. Brakenhoff, and B. Brandt, *Detection, clinical relevance and specific biological properties of disseminating tumour cells.* Nat Rev Cancer, 2008. **8**(5): p. 329-40.
24. Vijayaraj, P., et al., *Keratins regulate protein biosynthesis through localization of GLUT1 and -3 upstream of AMP kinase and Raptor.* J Cell Biol, 2009. **187**(2): p. 175-84.
25. Oriolo, A.S., et al., *Intermediate filaments: a role in epithelial polarity.* Exp Cell Res, 2007. **313**(10): p. 2255-64.
26. Kim, S., P. Wong, and P.A. Coulombe, *A keratin cytoskeletal protein regulates protein synthesis and epithelial cell growth.* Nature, 2006. **441**(7091): p. 362-5.
27. Moll, R., M. Divo, and L. Langbein, *The human keratins: biology and pathology.* Histochem Cell Biol, 2008. **129**(6): p. 705-33.
28. Winter, M.J., et al., *The epithelial cell adhesion molecule (Ep-CAM) as a morphoregulatory molecule is a tool in surgical pathology.* Am J Pathol, 2003. **163**(6): p. 2139-48.
29. Winter, M.J., et al., *Expression of Ep-CAM shifts the state of cadherin-mediated adhesions from strong to weak.* Exp Cell Res, 2003. **285**(1): p. 50-8.
30. Nubel, T., et al., *Claudin-7 regulates EpCAM-mediated functions in tumor progression.* Mol Cancer Res, 2009. **7**(3): p. 285-99.
31. Maetzel, D., et al., *Nuclear signalling by tumour-associated antigen EpCAM.* Nat Cell Biol, 2009. **11**(2): p. 162-71.
32. Went, P.T., et al., *Frequent EpCam protein expression in human carcinomas.* Hum Pathol, 2004. **35**(1): p. 122-8.
33. Brunner, A., et al., *EpCAM is predominantly expressed in high grade and advanced stage urothelial carcinoma of the bladder.* J Clin Pathol, 2008. **61**(3): p. 307-10.
34. Fong, D., et al., *Ep-CAM expression in pancreatic and ampullary carcinomas: frequency and prognostic relevance.* J Clin Pathol, 2008. **61**(1): p. 31-5.
35. Spizzo, G., et al., *High Ep-CAM expression is associated with poor prognosis in node-positive breast cancer.* Breast Cancer Res Treat, 2004. **86**(3): p. 207-13.
36. Varga, M., et al., *Overexpression of epithelial cell adhesion molecule antigen in gallbladder carcinoma is an independent marker for poor survival.* Clin Cancer Res, 2004. **10**(9): p. 3131-6.
37. Visvader, J.E. and G.J. Lindeman, *Cancer stem cells in solid tumours: accumulating evidence and unresolved questions.* Nat Rev Cancer, 2008. **8**(10): p. 755-68.
38. Klein, C.A., et al., *Genetic heterogeneity of single disseminated tumour cells in minimal residual cancer.* Lancet, 2002. **360**(9334): p. 683-9.
39. Anselmetti, D., *Single Cell Analysis.* 2009: Wiley-Blackwell.
40. Scheunemann, P., J.R. Izbicki, and K. Pantel, *Tumorigenic potential of apparently tumor-free lymph nodes.* N Engl J Med, 1999. **340**(21): p. 1687.
41. Klein, C.A., et al., *Combined transcriptome and genome analysis of single micrometastatic cells.* Nat Biotechnol, 2002. **20**(4): p. 387-92.
42. Schardt, J.A., et al., *Genomic analysis of single cytokeratin-positive cells from bone marrow reveals early mutational events in breast cancer.* Cancer Cell, 2005. **8**(3): p. 227-39.
43. Peng, W., H. Takabayashi, and K. Ikawa, *Whole genome amplification from single cells in preimplantation genetic diagnosis and prenatal diagnosis.* Eur J Obstet Gynecol Reprod Biol, 2007. **131**(1): p. 13-20.
44. Telenius, H., et al., *Degenerate oligonucleotide-primed PCR: general amplification of target DNA by a single degenerate primer.* Genomics, 1992. **13**(3): p. 718-25.

45. Hellani, A., et al., *Multiple displacement amplification on single cell and possible PGD applications.* Mol Hum Reprod, 2004. **10**(11): p. 847-52.
46. Spits, C., et al., *Whole-genome multiple displacement amplification from single cells.* Nat Protoc, 2006. **1**(4): p. 1965-70.
47. Lee, Y.S., et al., *Comparison of whole genome amplification methods for further quantitative analysis with microarray-based comparative genomic hybridization.* Taiwan J Obstet Gynecol, 2008. **47**(1): p. 32-41.
48. Schmidt-Kittler, O., *Von einzelnen disseminierten Tumorzellen zur Metastase: Genomische Analyse der minimalen Resterkrankung des Mammakarzinoms.* 2003, Ludwig-Maximilians-Universität in München.
49. Klein, C.A., et al., *Comparative genomic hybridization, loss of heterozygosity, and DNA sequence analysis of single cells.* Proc Natl Acad Sci U S A, 1999. **96**(8): p. 4494-9.
50. Kallioniemi, A., et al., *Comparative genomic hybridization for molecular cytogenetic analysis of solid tumors.* Science, 1992. **258**(5083): p. 818-21.
51. John, M.E. and W. Knochel, *[Do repetitive DNA sequences have a biological function?].* Naturwissenschaften, 1983. **70**(5): p. 241-6.
52. Bentz, M., et al., *Minimal sizes of deletions detected by comparative genomic hybridization.* Genes Chromosomes Cancer, 1998. **21**(2): p. 172-5.
53. Ishkanian, A.S., et al., *A tiling resolution DNA microarray with complete coverage of the human genome.* Nat Genet, 2004. **36**(3): p. 299-303.
54. Dhami, P., et al., *Exon array CGH: detection of copy-number changes at the resolution of individual exons in the human genome.* Am J Hum Genet, 2005. **76**(5): p. 750-62.
55. Carvalho, B., et al., *High resolution microarray comparative genomic hybridisation analysis using spotted oligonucleotides.* J Clin Pathol, 2004. **57**(6): p. 644-6.
56. Pinkel, D. and D.G. Albertson, *Comparative genomic hybridization.* Annu Rev Genomics Hum Genet, 2005. **6**: p. 331-54.
57. Fuhrmann, C., *Entwicklung der Array-CGH zur hochauflösenden, genomweiten Untersuchung von DNA-Veränderungen einzelner Tumorzellen (Dissertationsarbeit).* 2008, LMU München, Fakultät für Biologie.
58. Schwartz, D.C. and C.R. Cantor, *Separation of yeast chromosome-sized DNAs by pulsed field gradient gel electrophoresis.* Cell, 1984. **37**(1): p. 67-75.
59. Foreman, P.K. and R.W. Davis, *Real-time PCR-based method for assaying the purity of bacterial artificial chromosome preparations.* Biotechniques, 2000. **29**(3): p. 410-2.
60. Quackenbush, J., *Microarray data normalization and transformation.* Nat Genet, 2002. **32 Suppl**: p. 496-501.
61. Fuhrmann, C., et al., *High-resolution array comparative genomic hybridization of single micrometastatic tumor cells.* Nucleic Acids Res, 2008. **36**(7): p. e39.
62. Taylor, S., et al., *Impact of surface chemistry and blocking strategies on DNA microarrays.* Nucleic Acids Res, 2003. **31**(16): p. e87.
63. Shadeo, A. and W.L. Lam, *Comprehensive copy number profiles of breast cancer cell model genomes.* Breast Cancer Res, 2006. **8**(1): p. R9.
64. Thorban, S., et al., *Immunocytochemical detection of disseminated tumor cells in the bone marrow of patients with esophageal carcinoma.* J Natl Cancer Inst, 1996. **88**(17): p. 1222-7.
65. Charames, G.S. and B. Bapat, *Genomic instability and cancer.* Curr Mol Med, 2003. **3**(7): p. 589-96.
66. Kemp, C., *Breast cancer, colorectal cancer, and esophageal cancer.* Am J Hosp Palliat Care, 1999. **16**(1): p. 403-11.

67. Swartz, M.A. and M. Skobe, *Lymphatic function, lymphangiogenesis, and cancer metastasis.* Microsc Res Tech, 2001. **55**(2): p. 92-9.
68. Herishanu, Y., et al., *The lymph node microenvironment promotes B-cell receptor signaling, NF-{kappa}B activation, and tumor proliferation in chronic lymphocytic leukemia.* Blood, 2010.
69. LeBedis, C., et al., *Peripheral lymph node stromal cells can promote growth and tumorigenicity of breast carcinoma cells through the release of IGF-I and EGF.* Int J Cancer, 2002. **100**(1): p. 2-8.
70. Osta, W.A., et al., *EpCAM is overexpressed in breast cancer and is a potential target for breast cancer gene therapy.* Cancer Res, 2004. **64**(16): p. 5818-24.
71. Du, W., et al., *EpCAM: a potential antimetastatic target for gastric cancer.* Dig Dis Sci, 2010. **55**(8): p. 2165-71.
72. Munz, M., et al., *The carcinoma-associated antigen EpCAM upregulates c-myc and induces cell proliferation.* Oncogene, 2004. **23**(34): p. 5748-58.
73. Schmidt, M., et al., *An open-label, randomized phase II study of adecatumumab, a fully human anti-EpCAM antibody, as monotherapy in patients with metastatic breast cancer.* Ann Oncol, 2010. **21**(2): p. 275-82.
74. Baeuerle, P.A. and O. Gires, *EpCAM (CD326) finding its role in cancer.* Br J Cancer, 2007. **96**(3): p. 417-23.
75. van der Gun, B.T., et al., *Persistent downregulation of the pancarcinoma-associated epithelial cell adhesion molecule via active intranuclear methylation.* Int J Cancer, 2008. **123**(2): p. 484-9.
76. Yoon, H.H., et al., *The prognostic value of clinical and pathologic factors in esophageal adenocarcinoma: a mayo cohort of 796 patients with extended follow-up after surgical resection.* Mayo Clin Proc, 2010. **85**(12): p. 1080-9.
77. Liu, W., *Analysis of prognostic factors of esophageal and gastric cardiac carcinoma patients after radical surgery using cox proportional hazard model-a random sampling study from the fourth hospital of hebei medical university during the period of 1996-2004.* Clin Oncol Cancer Res, 2009. **6**: p. 290-295.
78. NCBI, *Map Viewer.* 2011, http://www.ncbi.nlm.nih.gov/mapview/.
79. Fadl-Elmula, I., et al., *Chromosomal aberrations in benign and malignant bilharzia-associated bladder lesions analyzed by comparative genomic hybridization.* BMC Cancer, 2002. **2**: p. 5.
80. Dufva, M., *Fabrication of high quality microarrays.* Biomol Eng, 2005. **22**(5-6): p. 173-84.
81. Pirrung, M.C., *Die Herstellung von DNA-Chips.* Angew. Chem., 2002. **114**: p. 1326-1341.
82. Beatty, B., *FISH: a practical approach.* 2002.
83. Meinkoth, J. and G. Wahl, *Hybridization of nucleic acids immobilized on solid supports.* Anal Biochem, 1984. **138**(2): p. 267-84.
84. Deegan, R.D., et al., *Capillary flow as the cause of ring stains from dried liquid drops.* Nature, 1997. **389**: p. 827-829.
85. Jonsson, G., et al., *High-resolution genomic profiles of breast cancer cell lines assessed by tiling BAC array comparative genomic hybridization.* Genes Chromosomes Cancer, 2007. **46**(6): p. 543-58.
86. Le Caignec, C., et al., *Single-cell chromosomal imbalances detection by array CGH.* Nucleic Acids Res, 2006. **34**(9): p. e68.
87. Fiegler, H., et al., *High resolution array-CGH analysis of single cells.* Nucleic Acids Res, 2007. **35**(3): p. e15.

88. Geigl, J.B., et al., *Identification of small gains and losses in single cells after whole genome amplification on tiling oligo arrays.* Nucleic Acids Res, 2009. **37**(15): p. e105.
89. *Cancer Genome Project.* 2011; Available from: http://www.sanger.ac.uk.
90. Schollmayer, E., et al., *High resolution analysis and differential condensation in RBA-banded human chromosomes.* Hum Genet, 1981. **59**(3): p. 187-93.

Abkürzungsverzeichnis

2X; 3X...	zweifach; dreifach...
aCGH	Array Komparative Genomische Hybridisierung
Amp.	Amplifikation
BAC	Bakterielles Artifizielles Chromosom
bp	Basenpaar
BSA	bovine serum albumin
bzgl.	bezüglich
bzw.	beziehungsweise
CCD-Kamera	Coupled Charged Device-Kamera
CHORI	Children's Hospital Oakland Research Institute
CK	Zytokeratin
Cy	Cyanin
DAPI	4',6-Diamidin-2-phenylindol
dd	Didesoxy
Del.	Deletion
DNA	Desoxyribonukleinsäure
dNTP	2'-Desoxynukleosid-5'-triphosphat
DOP	Degenerierte Oligonukleotide
dsDNA	doppelsträngige DNA
DTC	Disseminierte Tumorzelle
E.coli	Escherichia coli
EDTA	Ethylendiamintetraessigsäure
EpCAM	Epitheliales Zelladhäsionsmolekül
FCS	fetal calf serum
FISH	Fluoreszenz in Situ Hybridisierung
FITC	Fluoresceinisithiocyanat
g	Beschleunigung
GAPS	gamma amino propyl silane
GFP	Grün Fluoreszierendes Protein
h	Stunde
HOT	Haftobjektträger
IBMT	Institut für Biomedizinische Technik
kbp	Kilobasenpaare
KCl	Kaliumchlorid
KM	Knochenmark
LK	Lymphknoten
LMU	Ludwigs Maximilian Universität
M0	ohne klinisch manifeste Metastasen
M1	mit klinisch manifesten Metastasen
MAN	median aberration number (mediane Anzahl an Aberrationen)
Mbp	Megabasenpaare
CGH	Komparative Genomische Hybridisierung
$MgCl_2$	Magnesiumchlorid
min	Minute
mM	Millimolar
mRNA	messenger RNA
NaCl	Natriumchlorid

NaOH	Natriumhydroxid
OPA	One Phor All
PCR	Polymerasekettenreaktion
PFGE	Pulsfeldgelelektrophorese
qPCR	quantitative Polymerase Kettenreaktion
s	Sekunde
SCOMP	Single Cell Comparative Hybridization
ss	Einzelstrang
SSC	saline-sodium citrate
Stabw.	Standardabweichung
U	unit (Restriktionsenzym Aktivitätseinheit)
u. a.	unter anderem
UpM	Umdrehungen pro Minute
UV	Ultraviolett
Wdh.	Wiederholungsschritt

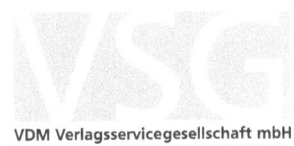

VDM Verlagsservicegesellschaft mbH

Die VDM Verlagsservicegesellschaft sucht für wissenschaftliche Verlage abgeschlossene und herausragende

Dissertationen, Habilitationen, Diplomarbeiten, Master Theses, Magisterarbeiten usw.

für die kostenlose Publikation als Fachbuch.

Sie verfügen über eine Arbeit, die hohen inhaltlichen und formalen Ansprüchen genügt, und haben Interesse an einer honorarvergüteten Publikation?

Dann senden Sie bitte erste Informationen über sich und Ihre Arbeit per Email an *info@vdm-vsg.de*.

Sie erhalten kurzfristig unser Feedback!

VDM Verlagsservicegesellschaft mbH
Dudweiler Landstr. 99
D - 66123 Saarbrücken

Telefon +49 681 3720 174
Fax +49 681 3720 1749

www.vdm-vsg.de

Die VDM Verlagsservicegesellschaft mbH vertritt

 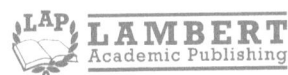 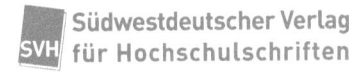

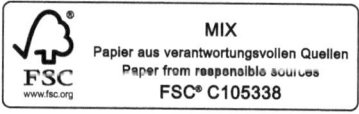

Printed by Books on Demand GmbH, Norderstedt / Germany